間違いだらけの「野菜」の食べ方

林　芙美［監修］

青春新書
PLAYBOOKS

はじめに　あなたの野菜常識、アップデートが必要です！

２０２４年８月末、健康・栄養の専門家のあいだで大きな衝撃が走りました。

国民の健康状態・栄養状況、生活習慣を明らかにする「国民健康・栄養調査（令和４年）」の概要が厚生労働省から発表され、この10年ほど横ばいが続いていた野菜摂取量の平均値が、男女とも明らかに減少していたことがわかったからです。

令和元年の国民健康・栄養調査では、１日あたりの野菜摂取量の平均値は、20歳以上の男性で２８８・３ｇ、20歳以上の女性で２７３・６ｇでした。

ご存じの方もいると思いますが、国は健康維持・増進のために野菜を１日３５０ｇとるよう推奨しています。令和元年でもほとんどの人が目標量をクリアできていませんでしたが、コロナ禍の影響で３年ぶりとなった調査の結果、１日あたりの野菜摂取量の平均値は前回より約10ｇも減っていたのです（20歳以上の男性が２７７・８ｇ、20歳以上の女性が２６３・９ｇ）。

国や関係機関、専門家は国民に向けて野菜摂取量を増やすための情報提供を続けてきましたし、コロナ禍で一部の人たちは健康意識が高まり、また多くの人が自宅で食事をする機会が増えました。

野菜をしっかり食べると健康にさまざまなよい影響があることは、あらためて説明するまでもないほど人々に浸透しています。「今回の調査では、ひょっとしたら野菜の摂取量が増えているのでは？」。そんな期待を抱いていた関係者も多くいたはずです。

それなのに、なぜ野菜の摂取量は減ってしまったのでしょうか。

理由の一つとして考えられるのが食事の簡便化です。総務省の家計調査をもとに食事の変化を調べたところ、コロナ禍以前と比べて２０２０年には外食の利用が減り、家庭で食事をする機会が増えました。

しかし、２０２１年には野菜をはじめとした多くの食材への支出は減少してしまいました。一方、コロナ禍以前に比べて増えた冷凍食品や惣菜といった調理ずみの食品への支出がさらに増えていたのです。このような食事の簡便化が、野菜摂取量の減少に影響していた可能性があります。

また、野菜に関するさまざまな誤解や思い込みも、摂取量がなかなか増えない原因かもしれません。みなさんはこんなふうに思っていませんか？

「加熱をすると栄養素が減るから、野菜は生でとらないと意味がない」
「野菜は皮をむいて、しっかり水にさらす必要がある」
「栄養価が高くて安全な有機野菜を食べなければ……」
「野菜不足でも、サプリメントや野菜ジュースをとっていれば問題ない」
「カット野菜や冷凍野菜は栄養がないから、あまり食べないようにしている」

このような考え方や通説は、実はすべて科学的とはいえません。こうした思い込みのせいで野菜不足になっていたり、野菜の栄養素を効率よく摂取できていなかったりすることにつながっている可能性があります。

これは果物にもいえます。近年「価格が高い」「手間がかかる」などの理由で果物離れが進んでいますが、野菜同様、果物も健康の維持増進のために毎日欠かさず食べてほしい食品です。

そこで本書では、できるだけ科学的かつ客観的に、野菜および果物の健康効果、1日350gの野菜を無理なくクリアするためのアイデア、栄養素をムダなく摂取する方法について、誰にでもわかるよう解説していきます。

野菜と果物を食べていれば必ず健康になれるというわけではありません。生き生きとした毎日をすごすためには、食事を楽しむことが大切です。色彩豊かで、多様な食感を楽しめ、四季折々の季節感も味わえる野菜や果物を取り入れることで、食事はより楽しく、満足感のあるものになるでしょう。

そのうえで、私たちの豊かな食生活に欠かせない野菜と果物についての正しい知識を得て、意識して食べる習慣をつけることは、間違いなく心とからだの健康に貢献します。

健康や医療に関する正しい情報を日々アップデートし、活用する能力を「ヘルスリテラシー」といいます。人生100年時代といわれる今、ヘルスリテラシーはみなさんにとって貴重な財産になります。本書がその一助になれば、これほどうれしいことはありません。

監修者　女子栄養大学准教授・林　芙美

『間違いだらけの「野菜」の食べ方』——もくじ

序章　私たちのからだには、毎日どのくらいの野菜が必要か

1章 意外に知らない野菜のとり方の新常識

2章
知っていますか？　野菜不足が引き起こすさまざまな不調

3章 栄養素がわかると野菜をもっと食べたくなる!

4章

たくさんとっても栄養になってない!? NGな野菜の食べ方

編集　小川裕子
レシピ制作　ナオフク
本文ＤＴＰ　佐藤純（アスラン編集スタジオ）

序章

私たちのからだには、毎日どのくらいの野菜が必要か

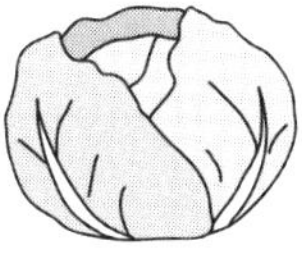

「野菜はたっぷり食べてます」という人ほど実は足りてません

みなさんは野菜をたっぷり食べていますか？

そう聞くと、「もっと食べたほうがいいとはわかっているけれど、なかなか難しくて……」と、やや申し訳なさそうに答えてくれる人がほとんどです。

なかには「意識して食べているから大丈夫！」と、自信たっぷりに返事をしてくれる人もいますが、よくよく聞いてみると**「野菜を食べたつもり」になっているだけで、実際には足りていない**という人は珍しくありません。

そもそも、野菜は1日にどれくらい食べればいいのでしょうか？

野菜はからだの調子を整えてくれるビタミン、ミネラル、食物繊維の主要な供給源です。また、生活習慣病やがんの予防、老化を遅らせるはたらきが期待されるβ-カロテンや、ビタミンE、ビタミンCなどの抗酸化物質も豊富です。

厚生労働省はこうした野菜の作用を重視し、2024年から2035年までを対象期間とした、国民の健康増進を推進する取り組みである「健康日本21（第三次）」において、**20歳以上の人は1日350gの野菜**をとるよう推奨しています。

1日350gの野菜を食べようといわれても、いったいどのくらいの量なのかピンとこない人も多いでしょう。350gをクリアするには、たとえば次の量を食べる必要があります。

- **ほうれんそう　1株（約20g）**
- **ブロッコリー　2房（約30g）**
- **アスパラガス　1本（約20g）**
- **トマト　1／2個（約100g）**
- **にんじん　1／3本（約50g）**
- **きゅうり　1／2本（約50g）**
- **レタス　1／8玉（約50g）**

●ラディッシュ　3個（約30g）

厚生労働省が目標量として掲げる1日350gは可食部、つまり、実際に食べられる部分の量を示しています。右記の野菜には調理過程で廃棄される皮などの重量も含まれますから、実際に350gの野菜を食べようと思ったら、これよりもう少し多く食べる必要があります。けっこうな量だと思いませんか？

じゃがいも、さつまいもは「野菜」に含まれない

飲食店で定食などを注文すると、たいてい野菜料理の小鉢がついてきます。あの小鉢1皿でとれる野菜の量は約70g。コンビニなどで販売されているツナコーンサラダ（大）は約105g、フレッシュ野菜サラダ（大）は約120gの野菜がとれます。つまり、小鉢やコンビニのサラダを毎食一つ食べても、350gには足りません。また、スーパーやコンビニで売られている袋詰めのせん切りキャベツは1袋130g前後です。これだけで350g分の野菜をとろうと思ったら、1人で3袋も食べなければなりません。

また、厚生労働省が推奨する「1日350gの野菜」には、じゃがいもやさつまいもは含まれません。じゃがいもやさつまいもには糖質、でんぷんが多いことから、食品成分表では野菜でなく「いも類及びでんぷん類」に分類されています。

つまり、**いも類がメインのポテトサラダやフライドポテトは「野菜」にカウントされない**のです。海藻ときのこも野菜には含まれません。

どうでしょう。ここまで読んでなお、「たっぷり野菜を食べてます」と断言できる人は少ないのではないでしょうか。

「国民健康・栄養調査（令和4年）」では、20歳以上男女の1日あたりの野菜摂取量の平均値は270・3gでした。年齢階級別に見ると、男女とも20〜40歳代で少なく、もっとも食べている70歳以上でも300gを少し上回る程度で、目標の350gは達成できていません。

「1日に350gの野菜を食べる」という目標と現実の間には、いまだ壁があるのです。

野菜不足が気になる人も、野菜を意識して食べるようにしている人も、まずは一度、野菜を1日にどれくらい食べているのか見直してみてください。

野菜の分類とその特徴

分類	おもな野菜	特徴
根菜類（こんさいるい）	だいこん、にんじん、かぶ、ごぼう、れんこん	おもに土中で成長する根や茎を食用とする野菜。根の部分を食べているのはにんじん、だいこん、ごぼうなど。茎の部分をおもに食用にしているのはれんこんなど。
葉菜類（ようさいるい）	はくさい、キャベツ、ほうれんそう、ねぎ	おもに葉を食用とする野菜。たまねぎやねぎで食用とする部分は根や茎のようなイメージがありますが、実は葉菜類で葉をおもに食用にしています。緑の葉野菜にはカロテン・葉酸・ビタミンCなどのビタミン、カルシウム・鉄などのミネラルが豊富です。
茎菜類（けいさいるい）	アスパラガス、うど、たけのこ	おもに茎を食用とする野菜。それぞれの野菜に特有の風味や食感があり、春に旬を迎える野菜が多いです。
花菜類（かさいるい）	ブロッコリー、カリフラワー、アーティチョーク	おもに花や蕾を食用とする野菜。1年を通して出荷される野菜が多いですが、おもに秋から春にかけて旬を迎えます。
果菜類（かさいるい）	きゅうり、なす、トマト、ピーマン、かぼちゃ	おもに果実を食用にする野菜。赤・緑・黄・紫など色とりどりで、料理に彩りを与えてくれます。トマトの赤（リコピン）、なすの紫（ポリフェノール）、かぼちゃのオレンジ（β-カロテン）など、色にも機能性があります。
豆科野菜（まめかやさい）	さやいんげん、えだまめ、グリーンピース	おもに種実（マメ）を食用にする野菜。未熟の豆類（えだまめ、さやえんどう）は野菜に分類されますが、成熟した豆（大豆、えんどう豆など）は食品成分表で豆類に分類されます。
香辛野菜（こうしんやさい）	しょうが、みょうが、ハーブ類	料理に彩りを添えたり、味にアクセントをつけたり、季節感を演出したりと、さまざまな演出してくれる点で重宝されます。少ない調味料でも料理の味を引き立ててくれるため、減塩料理に最適です。
山菜類（さんさいるい）	ふき、わらび、こごみ	独特のほろ苦さや風味が特徴的で、食べられる部分も春先に出回る新芽に限られることが多いです。野菜の多くは一年草（一年以内に発芽・開花して種をつくり枯れてしまう植物のこと）ですが、山菜類は多年草です。

注釈：農林水産省. 作物統計調査をもとに一部改変（葉茎菜類は、葉菜類・茎菜類・花菜類に分けた。果菜類は、果菜類と豆科野菜に分けた）。また、山菜類を追加。
https://www.maff.go.jp/j/tokei/kouhyou/sakumotu/sakkyou_yasai/gaiyou/index.html

「野菜1日350g」を無理なく達成するちょっとした工夫

「野菜を1日350g食べましょう」といわれても、あまり野菜を食べる習慣がない人にはかなりハードルが高いですよね。食事のたびに計量するのも面倒です。そこでここでは、1日350gの野菜を無理なくとるコツを紹介します。

コツ1――小鉢5個分を目安に食べる

飲食店の定食メニューなどについてくる野菜料理の小鉢は、一つでおよそ70gの野菜をとれます。1日に小鉢を5個分食べることを目標にすれば、350gを達成できます。みそ汁の具に使われている野菜や、主菜に添えられている野菜（せん切りキャベツや野菜のソテーなど）は、実際に料理で使用されている量によって変わりますが、少なめにカウントして小鉢1／2個分と考えましょう。

コツ2——片手6杯を目安に食べる

「手ばかり」を活用するのもおすすめです。生野菜なら山盛り片手1杯、炒め野菜なら片手に1杯、ゆで野菜なら片手に軽く1杯で60g程度の野菜がとれます。片手6杯分食べれば、1日350gを達成できる計算です。

コツ3——食事は3食きちんととる

朝食を抜いたり、野菜なしの食事をとったりすることはできるだけ避けましょう。残り2食で350gの野菜を食べるのはなかなか大変です。食事は1日3食とり、毎食必ず野菜料理を食べるようにすることも、1日350gをクリアするコツです。

コツ4——手軽にとれる野菜を常備しておく

トマトやきゅうりなど生で食べられる野菜や、ゆで野菜を常備しておくとハードルがぐんと下がります。小腹が空いたときに常備野菜を食べれば、健康によいだけでなくダイエット効果も期待できます。冷凍野菜やカット野菜、市販の野菜の惣菜も活用しましょう。

野菜をもっと食べられるようになる簡単な方法

埼玉県の30〜65歳の男女548名を対象に、野菜摂取量を朝食・昼食・夕食に分けて調べた研究があります。その結果、1日に350gの野菜を食べている人に比べて、食べていない人は朝食での野菜類の摂取量が特に少ないことがわかりました。

また、食品メーカーのカゴメが行った全国の20〜69歳の男女を対象にした意識調査でも、朝食・昼食・夕食のうち、朝食がもっとも野菜を摂取できていないという結果になりました。

つまり野菜の摂取量を増やすには、朝食で野菜を食べるようにすればいいのです。

そうはいっても、朝から野菜を食べるのは大変ですよね。先述のカゴメの意識調査でも、朝食に野菜を食べない理由は「手間がかかるから」が38・6％、「調理の時間がないから」が29・2％でした。朝は特にバタバタしがちですから、その気持ち、よくわかります。

ただ、朝食の野菜がゼロだと、昼食と夕食で350gの野菜を食べる必要があります。昼食が外食で野菜をほとんどとれないときなどは、夕食だけで350gもの野菜を食べなければなりません。それは現実的ではないですし、野菜を食べるという行為そのものがプレッシャーとなって、野菜摂取量がますます減ってしまいかねません。

結局のところ、**朝から野菜をしっかり食べることが、1日350gを無理なく続けるポイント**なのです。

とはいえ、お店で提供されるような、豪華で見映えのよいサラダを用意する必要はありません。すぐ食べられる生野菜、つくり置きの野菜のお惣菜やスープ、野菜たっぷりのみそ汁、冷凍野菜、市販のカット野菜、市販のサラダをうまく活用して、用意する時間と手間はできるだけ省きましょう。

昼食や夕食でいろいろな野菜を食べるよう心がけていれば、朝食の野菜はワンパターンでもOK。朝の野菜習慣がいったん定着してしまえば、思ったより大変ではないことがわかるはずです。毎朝の野菜習慣、明日からさっそくはじめてみませんか？

1章

意外に知らない野菜のとり方の新常識

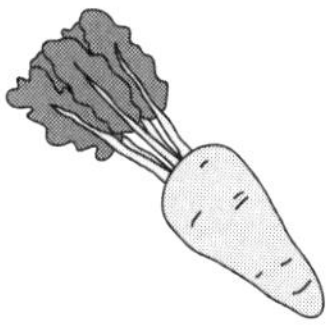

ビタミンCは4日で7割減！
野菜はこまめに買ってすぐ使う

天候不順や物価上昇の影響で、野菜の価格が高騰することがあります。家計のために、野菜は価格が下がったときにまとめ買いしておき、数日以上かけて食べているという人も多いのではないでしょうか。

野菜のまとめ買い・長期保存は節約には有効ですが、栄養価の観点からはあまりおすすめできません。**収穫されたあとも野菜は生きて呼吸をしており、呼吸をするほど栄養価が落ちて品質も劣化するから**です。

サラダ菜を家庭用冷蔵庫の野菜室に保存し、貯蔵中の温度と湿度がその品質にどのような影響をおよぼすのかを調べた研究があります。研究の結果、温度８℃、湿度40％の状態で保存したサラダ菜のビタミンC量は、４日後にはもとの31・５％、10日後には11％にまで激減していました。

かなりの割合で栄養素が減ってしまっていることに驚いたのではないでしょうか。今では野菜の鮮度を長持ちさせたり、野菜を成長させて栄養価をアップさせたりする高機能な冷蔵庫などもありますので、研究が行われた当時とは状況は異なるかもしれません。

また、すべてのビタミン、ミネラルが同様のペースで減るわけではありません。ただ、購入から数日以上経った野菜ばかりを食べていれば、仮に1日350gを食べたとしても、十分な栄養素を摂取できていない可能性があります。**効率よく栄養素をとるには、収穫後の野菜はなるべく早く食べた方がよい**でしょう。

「でも、野菜の見た目が購入時とそれほど変わってないなら、栄養価もそんなに減ってないんじゃない？」と思った人がいるかもしれません。

前述の研究によると、サラダ菜をさらに低い温度2℃、湿度80％の状態で保存した場合、10日後も外見上の変化は少なく、実験に協力したほぼすべての人が「生食可能」と判断しました。ところが、ビタミンC量を計測してみると、サラダ菜の栄養素はなんともとの30％にまで減っていました。

見た目では鮮度が保たれている様子でも、野菜の栄養価は収穫した瞬間から減っていきます。野菜の栄養価を余すことなく摂取したいのなら、可能な限り鮮度が高い状態で食べるのがベストです。

野菜にはそれぞれ保存に最適な温度がある

とはいえ、毎日買い物に行き、買った野菜をすべて翌日までに食べきるというのは現実的ではありません。そこで、野菜を上手に保存するコツを紹介しましょう。

野菜は、それぞれに適した温度と湿度で保存することが大切です。収穫後の青果物の品質などを研究する農研機構は、ホームページで「野菜の最適貯蔵条件」を掲載しています。その一部をピックアップしてみましょう。

家庭用冷蔵庫の野菜室は温度3～8℃、湿度20～40％に設定されている場合が多いようです（実際の温度・湿度については取扱説明書などでご確認ください）。家庭用の冷蔵庫では温度と湿度の設定をここまで厳密に調整できないため、「野菜の最適貯蔵条件」を家庭で実践することは難しいですが、この「野菜の最適貯蔵条件」を見ると、**買ってきた野菜をなんでも**

野菜の最適貯蔵条件

低めの温度での保存がおすすめの野菜		
アスパラガス	貯蔵最適温度 2.5℃	貯蔵最適湿度 95～100%
かぶ	貯蔵最適温度 0℃	貯蔵最適湿度 98～100%
キャベツ	貯蔵最適温度度 0℃	貯蔵最適湿度 98～100%
だいこん	貯蔵最適温度 0～1℃	貯蔵最適湿度 95～100%
たまねぎ	貯蔵最適温度 0℃	貯蔵最適湿度 65～70%
ほうれんそう	貯蔵最適温度 0℃	貯蔵最適湿度 95～100%

中程度の温度での保存がおすすめの野菜		
オクラ	貯蔵最適温度 7～10℃	貯蔵最適湿度 90～95%
トマト（完熟）	貯蔵最適温度 8～10℃	貯蔵最適湿度 85～90%
じゃがいも（完熟）	貯蔵最適温度 4～8℃	貯蔵最適湿度 95～98%
ピーマン	貯蔵最適温度 7～10℃	貯蔵最適湿度 95～98%

高めの温度での保存がおすすめの野菜		
かぼちゃ	貯蔵最適温度 12～15℃	貯蔵最適湿度 50～70%
きゅうり	貯蔵最適温度 10～12℃	貯蔵最適湿度 85～90%
なす	貯蔵最適温度 10～12℃	貯蔵最適湿度 90～95%

かんでも野菜室に入れてはいけないことがわかります。

たとえば、低めの温度での保存が適している野菜は、野菜室の設定によっては室温が高すぎる可能性があります。その場合は、しめらせたキッチンペーパーに包んで袋に入れるなどして湿度を保ちつつ、冷蔵室に入れるとよいでしょう。

反対に、高めの温度での保存が適しているかぼちゃ、きゅうり、なすは、野菜室に入れっぱなしだと、かえっていたみやすくなります。

「野菜はできるだけそれぞれに合った環境で保存する」

「早めに食べきる」

買った野菜をそのまま食べるなら、野菜の栄養素をむだなく摂取するために、この２点をぜひ心がけてください。

ほとんどの野菜は皮むき不要！時短なうえに栄養たっぷり

野菜の皮をむくことは調理における重要な作業ですが、最近は必ずしも皮をむかなくてもいいことに気づきはじめた人が増えています。

というのも、**野菜の皮には捨てるにはもったいない栄養素や食物繊維がたくさん含まれている**のです。野菜は皮ごと食べたほうが健康によいことは間違いありません。

たとえば、スーパーなどで売られているにんじんは、収穫後に洗浄されてすでに薄皮がむけた状態です。したがって、家庭であらためて皮をむく必要はありません。れんこん、だいこんなどの皮が比較的薄い野菜も、むかずに調理して問題ありません。

ただし、皮つきのまま調理すると火の入り方にムラが生じやすくなることがあります。気になる人は、皮を厚めにむいてきんぴらなどにするといいでしょう。特に、だいこんの皮のきんぴらはとてもおいしいので、ぜひ試してみてください。

一緒に食べるのではなく、野菜の皮を素揚げしてチップスとして食べたり、トースターで焼いてクルトン代わりにサラダやスープに添えたりするのもおすすめです。野菜の皮をへた、芯などと一緒に煮出してベジブロス（野菜のだし）をつくるのもいいでしょう。みそ汁やスープ、ラーメンのだし代わりに使ってもいいですし、肉料理や魚料理のブイヨンの代わりにもなって栄養満点です。

ピーマンの種やしいたけの軸（石づきの部分は除く）、ブロッコリーの太い茎、ほうれんそうの根元なども食べられます。

果物も、種類によっては皮ごと食べられます。たとえばももは、表面のうぶ毛をしっかり洗い落とせば皮ごと食べてかまいません。キウイも同様です。ただし、消化器系が未発達な子どもや消化器系が弱い人は、皮をむいたほうがいいでしょう。

残留農薬は健康に影響を与えるほどの量ではない

「農薬が気になるから、皮ごと食べるのは抵抗がある」という人がいるかもしれません。野菜や果物に残っている農薬を残留農薬といいます。残留農薬には残留基準値が設定されており、残留基準値を超えた農作物の流通は禁じられています。

基準値とは、「農薬が残留する食品を長期間にわたって摂取しても、農薬が高濃度に残留する農作物を短期間に大量に摂取しても、健康を損なうおそれがない」と確認された値のことです。公益財団法人日本食品化学研究振興財団によると、残留農薬を測定する際、外皮や変質した葉をあらかじめ除去することもありますが、だいこんやかぶ、にんじんは「泥を水で軽く洗い落とした根」を検体として用いています。つまり、皮がついたままの野菜を検査に用いているのです。

1996年にアメリカのハーバード大学が発表した「米国におけるがんの原因」という報告論文があります。その論文では、がん死亡の最大の要因は喫煙と成人期の食事・肥満であり、寄与割合はそれぞれ30％としています。

それに対して、農薬は1％（論文では「塩蔵品・ほかの食品添加物・農薬等」となっています）で、これは飲酒や紫外線より低い数値です。そのため、**市販の農作物であれば、皮ごと食べることの健康への影響について、それほど心配しなくてもいい**でしょう。

ただし野菜や果物の皮には、農薬以外にも、汚れや病原菌などが付着している可能性があります。食中毒を引き起こさないためにも、皮ごと食べる場合はよく水洗いするようにしましょう。

ゴミの量が減れば環境への負荷も減る

野菜や果物をできるだけ丸ごと食べれば、食材がもつ栄養素を最大限に摂取できるだけでなく、食品ロスも削減できます。

食品ロスとは、本当は食べられるにもかかわらず捨てられてしまう食べ物のことです。家庭での食品ロスには、賞味期限や消費期限が超えたため捨ててしまう「直接廃棄」と、買いすぎ、つくりすぎなどが原因で食べきれなくて捨ててしまう「食べ残し」、食べられる野菜の皮や茎などまで捨ててしまう「過剰除去」の3タイプがあります。

2022年度に国内で発生した食品ロスの量は、推計で約472万トン。そのうち家庭からの食品ロスは約236万トンで、直接廃棄が102万トン、食べ残しが100万トン、過剰除去が33万トンという内訳でした。

食品ロスはもったいないだけでなく、ゴミの焼却にともなう環境への影響も無視できません。**過剰除去を減らすことは、環境を守ることにもつながる**のです。過剰除去が減れば生ゴミも減るので、キッチンのゴミ箱がにおいにくくなるというメリットもあります。

レシピ

だいこんの皮のきんぴら

材料（2人分）

だいこんの皮……だいこん10センチ分
だいこんの葉（あれば）……適量
酒……大さじ1
しょうゆ……大さじ1
唐辛子……1/2本
ごま油……適量

作り方

1 だいこんの皮は、繊維に沿って5センチ長さ7ミリ幅に切る。だいこんの葉があれば、1センチ幅にきざむ。唐辛子は輪切りにする。

2 フライパンにごま油を熱し、だいこんの皮と葉を加えて中火で炒める。

3 全体に油が回ったら弱火にし、酒、しょうゆ、唐辛子を入れて炒め煮にする。好みの煮汁の量になったら火を止める。

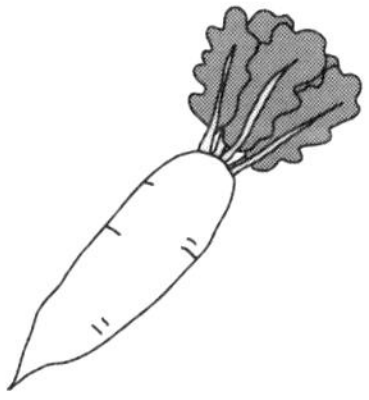

「水にさらす」というひと手間、省いても問題ありません

野菜などをたっぷりの水に浸してしばらく置くことを「水にさらす」といいます。たまねぎ、なす、ごぼう、れんこん、葉野菜を調理する際は、下ごしらえの段階で水にさらしている人も多いでしょう。

野菜を水にさらすというプロセスには、次のような目的があります。

- 食材に含まれるあくを抜く
- 食材の変色を防ぐ
- 食材の渋みや辛み、特有のにおいを抜く
- 食材をシャキッとさせる

なお、日本食品標準成分表で「いも及びでん粉類」に分類されるじゃがいもやさつまいもも水にさらしますが、これはデンプンを抜くのがおもな目的です。いも類に多く含まれるデンプンにはねばりやとろみがあるため、そのまま加熱調理するとこげたり、いも同士がくっついたり、ねばりが出たりします。そこで、水にさらして余計なデンプンを抜いておくのです。

それ以外の葉野菜などを水にさらすと食材の味や色、食感などがよくなりますが、実は「栄養素の損失」というデメリットもあります。

野菜に豊富に含まれるビタミンは水溶性と脂溶性に分けられます。

- **水溶性ビタミン**——ビタミンB_1、ビタミンB_2、ナイアシン、ビタミンB_6、葉酸、ビタミンB_{12}、ビオチン、パントテン酸、ビタミンC
- **脂溶性ビタミン**——ビタミンA、ビタミンD、ビタミンE、ビタミンK

水溶性ビタミンは文字どおり、水に溶けやすい性質をもちます。水にさらすと、その野菜に含まれる水溶性ビタミンは流出してしまいます。また、ごぼうに含まれるクロロゲン酸というポリフェノールの一種も水に溶けやすい性質があります。

栄養素の損失も少なくなる

食材や調理法によっては、必ずしも水にさらさなくていい場合もあります。

たとえば、なすやれんこん、ごぼうなどは、水にさらさなくても味や食感はそれほど変わりません。特に、煮込んだり揚げたりして食材そのものに色がつくようなメニューでは変色も気にならないので、水にさらす工程は省いてもかまいません。

また、最近は品種改良などにより、あくが少ない野菜が増えています。

尿路結石の原因になるシュウ酸が多く、あく抜きが欠かせないとされるほうれんそうも例外ではありません。冬のほうれんそうはたっぷりのお湯でゆがいて下ゆでをするのが原則ですが、近年よく見かけるようになった「サラダほうれんそう」であれば、シュウ酸が少ない品種なので下ゆでの必要はなく、生食もできます。

水にさらしたり、下ゆでしたりする工程を省ければ、**栄養素の損失が少なくてすむだけ**

でなく、調理時間の短縮にもなります。また、わずかかもしれませんが節水もできます。

これまであたりまえだと思ってやっていた調理工程が本当に必要なのかどうか、この機会に見直してみるといいかもしれません。

ただし、腎臓に問題がありカリウムを制限しなければならない場合は、むしろゆでこぼしをしたり、水にさらしたりしてカリウムを減らした方がいいでしょう。

「昔の野菜、旬の野菜、有機野菜は栄養価が高い」に根拠はなかった

せっかく野菜を食べるなら、できるだけ栄養価が高いものを選びたいですよね。だからでしょうか。こんな話をたびたび見聞きします。

「旬の野菜は、旬の時期以外にとれる野菜より栄養価が高い」

「有機野菜は、化学肥料を使って栽培された野菜より栄養価が高い」

また、「昔の野菜は今のものより栄養価が高かった」ともいわれます。

はたして本当なのでしょうか。

旬の野菜 vs. それ以外の時期にとれる野菜——栄養価に大きな差はなかった

まず、旬の野菜とそれ以外の時期にとれる野菜の栄養価について考えてみましょう。

「日本食品標準成分表」は、文部科学省が発表している食品成分のデータベースです。その最新版である「日本食品標準成分表（八訂）増補2023年」の「ほうれんそう」の項目に、次のように書かれています。

「試料を通年入手して分析したところ、特にビタミンCの分析値が、冬季に高く、夏季に低い傾向が見られた」

ほうれんそうの旬は冬です。ほうれんそうは、旬の時期にビタミンCが多くなる、つまり栄養価が高くなるわけです。ほかに、レタスや西洋かぼちゃ（一般に市販されているかぼちゃ）も季節によって栄養価に変化が見られたものの、「一定の傾向はなかった」とあります。

これは、「季節によって栄養価の数字に違いが見られたが、旬の季節に栄養価が高くなる、旬以外の季節は低くなると断言できるほどの違いはなかった」という意味です。

その他のオクラ、キャベツ、きゅうり、ごぼう、だいこん、たまねぎ、トマト（赤色トマト）、なす、にんじん、はくさい、ピーマン（緑）、れんこんについては、季節による成分の変動は小さく、一定の傾向も見られなかったとあります。

この結果からいえるのは、「旬の時期に特定の栄養素が増える野菜もあるが、そうではない野菜も多い」ということです。

日本は昔から旬を大切にしてきました。旬の野菜は収穫量が多いため、価格が手ごろになるというメリットもあります。旬のものは味がよいという意見もあります。こうした理屈は抜きにしても、春はたけのこ、夏はえだまめ、秋はれんこん、冬ははくさいが出回るとつい手にとってしまう人は多いでしょう。多くの野菜が一年じゅう食べられるようになった現代においても、旬の野菜にはやはり特別感があります。

ただし、**栄養価という観点でいえば、旬以外の時期にとれた野菜が、旬の野菜に劣っているというわけではない**ようです。

ちなみに、「日本食品標準成分表（八訂）増補2023年版」には、露地栽培と施設栽培についての記述もありました。いくつかの野菜において露地栽培と施設栽培で栄養価を比べたところ、成分の差異に一定の傾向はなかったということです。

有機野菜vs.慣行野菜――違いは環境負荷だけ

植物性・動物性由来の有機物肥料を使って野菜を育てる農法を「有機栽培」といいます。有機栽培によって栽培された野菜が「有機野菜」です。一方、化学肥料や農薬などの指定された「無機質肥料」を使って野菜を栽培する農法を「慣行栽培」、慣行栽培によって栽培された野菜を「慣行野菜」といいます。

有機野菜と慣行野菜の栄養価について調べた国内の研究があります。検証の対象はレタス、こまつな、ほうれんそうです。有機栽培されたものと慣行栽培されたものそれぞれで成分を分析した結果、「栽培方法の違いによる差は認められず、栄養面から有機栽培野菜の優位性を示すデータは得られなかった」となっています。

2024年に発表された海外の研究も見てみましょう。

この研究は、野菜だけでなく果物や穀類、豆類なども対象としており、過去の147論文を収集して精査するという方法（システマティックレビュー）で行われました。同研究はその結果について、「有機食品が通常の食品より一般的にすぐれているという確証は得られなかった。有機食品が通常の食品より栄養的にすぐれているという考えは主観的なものといえる」と述べています。

これらの研究は有機野菜や有機食品を否定するものではありません。有機栽培は環境への負荷が少ない持続可能な農法です。

ただし、**栄養価の面でいえばどちらも大きな違いはありません**。なるべく有機野菜を選ぶようにはしつつも、それが手に入らなければ慣行栽培の野菜を利用するなど、ご自身の価値観や嗜好、ライフスタイルに合わせて上手に取り入れるといいでしょう。

昔の野菜 vs. 現代の野菜――分析方法が進化したら栄養が減った!?

最後に、昔の野菜と現代の野菜では本当に栄養価が違うのかを考えてみます。

「野菜の栄養価が減少している！」と報じる記事やニュースの多くが、根拠として「日本食品標準成分表」の数値を挙げています。というわけで、再び「日本食品標準成分表」をチェックしてみましょう。

1950年の「日本食品標準成分表」でキャベツのビタミンCが80㎎となっているのに対して、最新の「日本食品標準成分表（八訂）増補2023年版」では38㎎です。ほかの野菜やほかの栄養素でも、新しい成分表ほど数値が小さい傾向があります。これを見る限り、たしかに昔の野菜のほうが栄養価は高かったといえそうです。

「現代の野菜の栄養価が低くなったのは、化学肥料を用いた農業によって土壌がやせたから」などの説明もつけ加えられると、思わず納得しそうになります。

「日本食品標準成分表」は食品成分に関する日本で唯一の公的データです。掲載されている数値は信頼できるものと考えていいでしょう。

ただし、**成分を計測するために用いられる分析方法は、ずっと同じというわけではありません**。たとえば、ビタミンCの分析方法は、1951年に出版された初版と1954年に出版された新版（二訂）では滴定法が採用されています。1963年出版の三訂版は滴定法と比色法が混在しており、1980年出版の三訂補版と1982年出版の四訂版は比色法のみ、２０００年出版の五訂版、２００５年出版の五訂補版はＨＰＬＣ法です。分析方法が異なれば、数値が異なっていてもおかしくありません。

　滴定法、比色法、ＨＰＬＣ法で同一の野菜のビタミンＣ含有量を調べた研究があります。それによると、同一の野菜でも分析方法が異なればビタミンＣ含有量が異なること、滴定法より比色法のほうが、比色法よりＨＰＬＣ法のほうがビタミンＣ含有量は低く実測される傾向があることがわかりました。昔の成分表に収載されているビタミンＣの数値は、過大評価だった可能性があるのです。

　また、成分表の分析に用いられる野菜は、それぞれの時点で一般に入手できるもののなかから選定されます。そのため、成分表の発行年が違えば、同じ野菜でも品種や産地などが異なる場合があります。つまり、**新旧の成分表の数値を単純に比較しただけでは、「昔の野菜のほうが栄養価は高かった」とはいえない**のです。

「日本食品標準成分表に関するＱ＆Ａ」にも、「成分値に影響する諸条件が各改訂時点では異なるため、食品名が同一であっても前提条件の異なる各版の間における成分値を単純に比較することは適当ではないと考えています」とあります。

旬ではない野菜も、慣行野菜も、いまどきの野菜も、栄養価が特に劣っているわけではないということがおわかりいただけたでしょうか。生産者さんが愛情を込めて育てた野菜を、どうかムダなくバランスよく食べていただければと思います。

栄養のロスが少ないうえに省エネ！「レンチン」最強説

ゆでる、煮る、炒める、蒸す、揚げるなど、野菜にはさまざまな調理法がありますがレンチン、つまり電子レンジで加熱する方法もおすすめです。

レンチンの魅力は、なんといっても栄養素の損失が少ないこと。電子レンジでの調理はガスコンロやＩＨヒーターより加熱時間が短くてすむため、ビタミンＣのように加熱に弱い栄養素の損失を抑えられます。また、水溶性ビタミンはゆで汁や煮汁に溶け出してしまいますが、耐熱容器に入れて電子レンジで加熱する方法なら、水溶性ビタミンの損失も抑えられます。

野菜のビタミンCの残存率を調べた国内の研究によると、電子レンジで1分30秒加熱したほうれんそうのビタミンC残存率は93％、2分ゆでたほうれんそうは42％でした。別の研究では、電子レンジで加熱したほうれんそうのビタミンC残存率は74％で、普通にゆでた場合は55％でした。数値は異なるものの、**ゆでるより電子レンジによる加熱のほうがビタミンCは多く残る**と考えていいでしょう。

レンチンには、野菜の抗酸化性を維持できるというメリットもあります。抗酸化性とは、活性酸素による酸化を抑制するはたらきのこと。野菜に含まれるビタミンCやβ-カロテン、ポリフェノールなどには抗酸化作用があります。

野菜の抗酸化性と調理法について調べた国内の研究によると、キャベツ、たまねぎ、トマト、なす、にんじん、ピーマン、ブロッコリー、ほうれんそうについて、ゆでる、煮込む、レンチン、炒める、揚げるの5種類の調理法を比較した結果、レンチンした野菜は全体的に抗酸化性が高くキープされていることがわかりました。

ちなみに、「電子レンジの電磁波がビタミンなどの栄養素を破壊する」という説を信じている人も多いようです。しかし、ビタミンC残存率や抗酸化性を調べた研究の結果からもわかるように、**電磁波が栄養素を破壊することはありません**。東京都保健医療局もホームページで、「電磁波がビタミンを壊すことはありません」と説明しています。安心して使ってください。

水分が少ない食材のレンチンは要注意

さて、レンチンにはもう一つ、省エネ&節約という大きなメリットがあります。

資源エネルギー庁のホームページによると、ほうれんそう、キャベツの下ごしらえをガスコンロではなく電子レンジに変えた場合、原油換算で6・32Lの削減、CO_2削減量は12・2kgとなり、年間約940円の節約になるそうです。ブロッコリー、かぼちゃの場合は原油換算で6・74Lの削減、CO_2削減量13・0kg、年間約1000円の節約になるとのこと。**栄養素の損失が少なく、そのうえ省エネで環境負荷が小さく、節約にもなるレン**

チンは、一石三鳥の調理法といえるでしょう。

ただし、レンチンにも苦手分野があります。電子レンジは、食品に含まれる水分を電磁波で激しく振動させ、その摩擦で食品を加熱しています。そのため、にんじんやいも類など、水分が少ない食材を少量だけレンチンすると、こげたり、発火したりするおそれがあります。水分が少ない野菜を少量だけレンチンする際は、水に軽くくぐらせてからラップをし、様子を見ながら加熱してください。

また、前述したほうれんそうのシュウ酸は、とりすぎると尿路結石の原因になります。レンチンだとゆでる場合よりシュウ酸が多く残ってしまうので、レンチン後に水にさらすとよいでしょう。なお、カルシウムを多く含む食品を一緒に摂取するとシュウ酸の吸収が抑えられるので、食材の組み合わせなども工夫してみましょう。

野菜上級者は「カット野菜」を上手に使っている

スーパーやコンビニでよく見かけるカット野菜、みなさんは利用していますか？

「カット野菜は栄養がないから食べても意味がない」

「消毒されてるから、からだに悪いって聞いたけど？」

そんなウワサが流れているため、購入をためらっている人がいるかもしれません。

でもカット野菜は本当に栄養がなく、からだに悪いのでしょうか？

結論からいえば、**カット野菜が栄養的に劣るということはありません**。

すでにお話ししたように、野菜に含まれるビタミンやミネラルのなかには、水に溶ける性質のものがあり、それらは流水で洗ったり、水にさらしたりするというカット野菜の製造過程で多少は減少します。とはいえ、もちろんすべてが水に溶け出してしまうわけではありません。

文部科学省の「日本食品標準成分表（八訂）増補2023年」に掲載されている、キャベツのビタミンCと葉酸の量を見てみましょう。どちらも水溶性ビタミンです。

- **キャベツ（生）　ビタミンC 38mg／葉酸 66μg**
- **キャベツ（カット／常法洗浄）　ビタミンC 29mg／葉酸 52μg**
- **キャベツ（カット／次亜塩素酸洗浄）　ビタミンC 28mg／葉酸 58μg**

にんじんのビタミンC量と葉酸量も確認してみます。

- **にんじん（皮なし／生）　ビタミンC 4mg／葉酸 23μg**
- **にんじん（皮なし／カット／常法洗浄）　ビタミンC 3mg／葉酸 22μg**
- **にんじん（皮なし／カット／次亜塩素酸洗浄）　ビタミンC 3mg／葉酸 22μg**

常法洗浄は一般家庭でも行われている普通の水洗い、次亜塩素酸洗浄は次亜塩素酸という薬剤を使った洗浄法で、市販のカット野菜の製造で多く行われています。

ビタミンCも葉酸も洗浄後はたしかに減っていますが、常法洗浄のカットキャベツと次亜塩素酸洗浄のカットキャベツとでは、栄養素の減少量にほとんど差がありません。にんじんでは常法洗浄と次亜塩素酸洗浄の栄養素の数値は同じです。

すべての野菜が成分表に載っているわけではないので断言はできませんが、「カット野菜は栄養がない」は誤解であり、**家庭で水洗いした場合と栄養価はほとんど変わらない可能性が高い**といえます。家庭でカットした野菜でも保存状態が適切でなかったり保存期間が長かったりすれば、カット野菜より栄養価が下がることもありえます。

学校や老人ホームでも行われている安全な洗浄法

もう一つのウワサである、「カット野菜は消毒されているから、からだに悪い」について考えてみましょう。

カット野菜は一般に、次亜塩素酸ナトリウムなどを使った次亜塩素酸洗浄が行われます。薬剤を使って洗浄するのは食中毒などを防ぐためです。要は消毒が目的なわけですから、

「カット野菜は消毒されている」ということに間違いはありません。

とはいえ、次亜塩素酸洗浄は学校や老人ホームなどの給食施設でも実施されている標準的な方法です。学校や老人ホームなどの大量調理施設は、厚生労働省が示す「大量調理施設衛生管理マニュアル」に基づいた衛生管理が求められています。そのマニュアルには、高齢者、若齢者および抵抗力が低下した人を対象とした食事を提供する施設で野菜・果物を加熱せずに提供する場合は、「次亜塩素酸ナトリウム等で殺菌したあと、流水で十分すすぎ洗いする」とあります。

つまり、**高齢者、若齢者および抵抗力が低下した人を対象とした食事の調理で採用されている洗浄法なのですから、健康に害がおよぶ可能性はごく低い**と考えられます。「カット野菜は消毒されているから、からだに悪い」という通説も、誤解といってよさそうです。

それでも栄養素の損失や薬剤の影響が気になる人は、その気持ちにフタをして無理にカット野菜を食べる必要はありません。本人が安心できるものや納得できるものを食べることも、心身の健康維持には重要だからです。

カット野菜には、野菜を洗ったり切ったりする手間が省ける、食品ロスが少なくてすむ、コンビニなどのサラダに比べて価格の面で手ごろな場合が多いというメリットもあります。塩などの調味料が使われていないので、さまざまなメニューに使えるのも利点です。「調理が面倒で……」という理由で野菜を食べることができていない人は、ぜひカット野菜を試してみてください。

生より多い栄養素も！冷凍野菜の上手な使い方

みなさんは市販の冷凍野菜を利用していますか？　切ったり下処理したりする手間が省けるうえに、ストックしておけば使いたい分だけ利用できる冷凍野菜は家庭料理の強い味方です。また、それぞれの野菜の旬で価格が下がっているときに冷凍されるため、手ごろな価格で手に入ることもメリットです。

さまざまな利点がある市販の冷凍野菜ですが、「生の野菜より栄養価が低いんじゃないの?」と、なかなか手を出せない人がいるかもしれません。

ここで、にんじん、かぼちゃ、ほうれんそうの一部の栄養素を、生と冷凍で比較してみましょう。次ページのデータは「日本食品標準成分表(八訂)増補2023年」のもので、いずれも可食部100gでの値です。

にんじんは冷凍したもののカリウムが少なくなっています。ビタミンCは、ほうれんそうでやや少ないものの、ゆでた場合と冷凍ではほとんど変わりありません。これらは冷凍野菜の製造過程において、洗浄やブランチング(急速凍結の前に生鮮品を調理する場合の7、8割程度まで加熱処理すること)が行われているためです。しかし、葉酸はいずれも冷凍で多くなっており、β-カロテンもにんじんとかぼちゃでは冷凍で多くなっています。このデータを見る限り、**冷凍のほうが少ない栄養素もありますが、そうではない栄養素もあり、冷凍野菜が生の野菜より栄養価が大きく劣るとはいえません。**

味に関しては、生とまったく一緒というわけにはいきませんが、次のようなポイントを押さえればおいしく食べられます。

栄養素の比較（ゆでと冷凍・可食部100g中）

にんじん

皮なし／ゆで		冷凍	
食物繊維	2.8 g	食物繊維	2.9 g
カリウム	240 ㎎	カリウム	200 ㎎
β-カロテン	7200 μg	β-カロテン	9100 μg
葉酸	19 μg	葉酸	21 μg
ビタミンC	4 ㎎	ビタミンC	4 ㎎

かぼちゃ（西洋かぼちゃ）

ゆで		冷凍	
食物繊維	4.1 g	食物繊維	4.2 g
カリウム	340 ㎎	カリウム	430 ㎎
β-カロテン	2500 μg	β-カロテン	3700 μg
葉酸	38 μg	葉酸	48 μg
ビタミンC	32 ㎎	ビタミンC	34 ㎎

ほうれんそう

冬採り・ゆで		冷凍	
食物繊維	3.6 g	食物繊維	3.3 g
カリウム	490 ㎎	カリウム	210 ㎎
β-カロテン	5400 μg	β-カロテン	4700 μg
葉酸	110 μg	葉酸	120 μg
ビタミンC	30 ㎎	ビタミンC	19 ㎎

まず、冷凍野菜は解凍と同時に水分が出てしまいます。これが、風味が落ちて食感も悪くなる原因です。したがって、**冷凍野菜は凍ったままフライパンや鍋に入れて調理するのがおすすめ**です。例外はかぼちゃで、かぼちゃは冷凍しても食感が変化しにくいので、電子レンジで解凍しても問題ありません。

また、食感をいかした調理より、味を含ませてやわらかく仕上げる煮物やスープなどが向いています。つぶしてポタージュにするのもいいでしょう。

なお、風味や品質が落ちてしまうため、いずれも再冷凍は禁物です。

日本人が知らない「果物不足」が引き起こす健康リスク

「野菜をもっとたくさん食べるよう心がけている」という人は多いと思いますが、「果物をたくさん食べなければ」と考えている人はそれほど多くないでしょう。日本では、「果物＝デザートの一種」というイメージが強く、食事とは別に扱われることがほとんど。健康効果も野菜よりは低いと思っている人が多いようです。

欧米では、果物は野菜と同等に扱われます。果物と野菜をまとめて呼ぶときは、「フルーツ＆ベジタブル」とフルーツが先です。西ヨーロッパでは、果物と野菜はほぼ同じ量、または果物のほうがたくさん食べられています。また、アメリカの食生活指針ではバランスのよい食事の目安を皿でたとえています。皿の半分を果物と野菜でとるようにして、残りは肉や魚などのたんぱく質源と穀物（できれば全粒穀物）を半分ずつとることが推奨されています。

実際のところ、野菜不足と果物不足とではどちらの健康リスクが高いのでしょうか。高血糖や食生活、喫煙、運動不足といったさまざまな要因によって、健康な生活がどのくらい失われたかという障害調整生存年（DALYs）、あるいは死亡数にどれくらい影響しているかを調べた研究があります。

障害調整生存年は健康寿命の新しい指標です。日本人の障害調整生存年にもっとも悪影響を与えているのは喫煙でした。2位は高血圧、3位は高血糖で、果物不足は11位、野菜不足は29位でした。死亡数にもっとも影響を与えているのは高血圧で、2位は喫煙、3位は高血糖、果物不足は13位、野菜不足は27位という結果でした。

果物と野菜の摂取量と死亡リスクとの関連を調べた別の研究でも、果物摂取量が多いグループは全死亡リスクが約8～9％、心臓血管死亡リスクが約9％低く、野菜摂取量が多いグループでは全死亡リスクが約7～8％低いというデータが出ています。

これらのデータから導き出されるのは、**果物不足のほうが野菜不足より健康に悪影響をおよぼす可能性がある**、という結論です。このほか、果物の摂取は高血圧、肥満、2型糖尿病の発症リスクの低下に有効だとする研究も数多く報告されています。

果物にはビタミン、ミネラル、食物繊維などが豊富に含まれます。また、種類にもよりますが、ポリフェノール類やカロテン類など、抗酸化作用のある機能性成分も豊富です。さらに、果物は生で食べることがほとんどなので、調理による栄養素や機能性成分の損失が少ないという利点もあります。野菜同様に、果物も積極的にとるようにしたいものです。

「果物は太る」「果糖はからだに悪い」の大きな勘違い

「果物をもっと積極的にとる必要があることはわかった。でも、『果物は太る』とか『果糖はからだに悪い』というウワサを聞いたことがある」という人がいるかもしれません。ここでは、こうした説の真偽について考えてみます。

果糖は糖質の一種で、フルクトースとも呼ばれます。果物には果糖とともにブドウ糖（グルコース）、果糖とブドウ糖が結合したショ糖（砂糖）が含まれています。

ブドウ糖と果糖は同じ糖質ですが、体内で利用されるメカニズムが異なります。

食べ物から摂取したブドウ糖は、小腸から吸収されて血液に入ります。すると、血糖値が上昇し、すい臓から出るホルモン（インスリン）が分泌され、細胞に取り込まれてエネルギーとして利用されます。さらに、グリコーゲンに変換されて筋肉や肝臓に蓄えられます。筋肉や肝臓がブドウ糖でいっぱいになると、利用されなかった分は中性脂肪として脂肪細胞に蓄積されます。

一方、果糖は小腸から吸収されたあとは、ほとんどが肝臓で代謝されエネルギーとなります。利用されなかった分は、中性脂肪としておもに肝臓にたくわえられます。こうしたメカニズムの違いにより、**果糖はブドウ糖に比べて血糖値が上がりにくい**のです。

したがって果物は、含まれる糖の種類のバランスによって血糖の上がりやすさが変わってきます。たとえば、ショ糖やブドウ糖の割合が多いバナナやパイナップルは血糖値が上がりやすい果物ですが、果糖の割合が多いりんごやキウイは血糖値が上がりにくいのです。血糖値が気になる人は、こうした点をふまえて果物を選ぶようにしましょう。

ただ、果糖は血糖値を上げにくい一方で、満腹感が得られにくいというデメリットがあります。満腹中枢は血糖値の上昇とインスリンの分泌を合図にはたらくため、果糖をたくさん摂取しても血糖値が上がらず満腹中枢が刺激されません。そのため、食べすぎてしまう傾向があるのです。

また、エネルギーとして使われなかった果糖は中性脂肪として蓄えられるので、大量に摂取すると脂質異常症や肥満、インスリン抵抗性などを招く恐れがあります。それが、「果物は太る」といわれるゆえんです。

果物にはビタミンCや食物繊維、ミネラルが多い

次に、「果糖はからだに悪い」という説について考えてみましょう。

果糖はブドウ糖やショ糖（砂糖）より甘みが強く感じられるため、果糖を含んだ「異性化糖」は市販のお菓子や清涼飲料水などにもよく使われています。異性化糖はでんぷんに酵素を加えて液化、さらに酵素を加えて糖化したもので、ブドウ糖と果糖から成る液体です。果糖の含有率によって「ぶどう糖果糖液糖」（果糖の割合が50％未満のもの）、「果糖ぶどう糖液糖」（果糖の割合が50％以上90％未満のもの）、「高果糖液糖（果糖の割合が90％以上のもの）」の3種類に分類されます。

液体で摂取しやすく、前述した通り血糖値が上がらず中性脂肪が体内に蓄積されやすいという果糖の特徴から、この異性化糖がからだによくないという研究は以前からあります。

また、日本動脈硬化学会が出している「動脈硬化性疾患予防ガイドライン2022年版」には、「果糖を含む加工食品の過剰摂取は、動脈硬化性疾患のリスクを高める可能性があり、果糖を含む加工食品の摂取量を減らすことでトリグリセライドの低下が期待できるため、その摂取を減らすことを推奨する」と書かれています。

トリグリセライドとは中性脂肪のことで、果糖を含む加工食品とは甘みの強いお菓子や清涼飲料水などを指していると考えられます。どうやら、異性化糖のとりすぎが健康によくないことは間違いないようです。

ここで注意してほしいのは、果物に含まれているのは「果糖」であって、「異性化糖」ではないという点です。**果物の多くは水分が80〜90%なので、果糖の含有量はそれほど多くありません。また、果物にはビタミンCや食物繊維、ミネラルなど、健康と美容の維持に欠かせない成分が多く含まれています。**

適量を超えて食べると太ったり健康を損なったりするのは果物に限りません。1日200g程度であれば果物で健康を害するする心配はないので、むしろ積極的に食べることをおすすめします。すでに肥満の人、血糖値が高い人、中性脂肪が高い人などは量を調節したり、血糖値が上がりにくい種類を選んだりするといいでしょう。適切なエネルギーの範囲内であれば、果物も積極的に食べることができます。

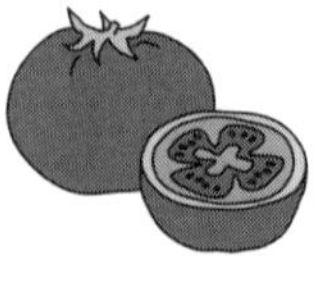

2章

知っていますか？　野菜不足が引き起こすさまざまな不調

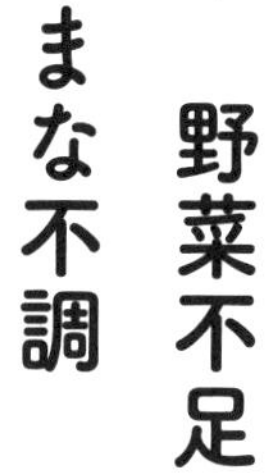

肌荒れ、便秘、だるさなどの不調はまず野菜不足を疑う

便秘や肌荒れ、貧血に悩んでいる人は多くいます。また、「からだがだるい」「疲れやすい」「風邪を引きやすい」など、長引く不調に困っている人もいるでしょう。

もしかしたら、それらのトラブルは野菜不足が原因かもしれません。

野菜にはビタミンやミネラル、食物繊維が多く含まれており、それぞれ次のようなはたらきがあります。

ビタミン

からだの機能を正常に保つサポートをします。体内ではほとんど合成できないため、食事から摂取する必要があります。ビタミンA、ビタミンD、ビタミンE、ビタミンK、ビタミンC、ビタミンB_1、ビタミンB_2、ビタミンB_6、ビタミンB_{12}、ナイアシン、パント

テン酸、葉酸、ビオチンの計13種類です。

ミネラル

からだを構成する酸素、炭素、水素、窒素以外のものの総称で、無機質ともいいます。筋肉や神経、ホルモンのはたらきを調節するほか、骨や細胞などの材料になります。代表的なミネラルは、ナトリウム、カリウム、カルシウム、マグネシウム、リン、鉄、亜鉛、銅、マンガン、ヨウ素、セレン、クロム、モリブデンです。

食物繊維

人の消化酵素で消化できない物質です。善玉菌のえさとなって腸内環境を整えるほか、脂質や糖の吸収を抑制し、血糖値の急上昇を抑えるはたらきもあります。炭水化物、たんぱく質、脂質、ビタミン、ミネラルを5大栄養素といいますが、食物繊維は「第6の栄養素」ともいわれています。

野菜不足によりビタミン、ミネラル、食物繊維が足りていないと、心身にさまざまな不調が現れます。

たとえば、野菜の摂取量が少なく食物繊維が不足すると、食物繊維をえさとする善玉菌のはたらきが悪くなり、腸内環境が乱れます。すると便が固くなって排便が困難になります。その結果、便秘になりやすくなるのです。さらに、**腸内環境を整えることは、免疫力を高めるうえで重要**とされています。

腸内環境が乱れると肌の調子も悪化します。加えて、野菜が不足していると、ビタミンCやビタミンA、ビタミンB群も不足しがちです。これらのビタミンは肌をすこやかに保ったり、弾力を支えたりするのに欠かせないため、ニキビやシミ、しわ、たるみなどの原因にもなりかねません。

野菜は体内の免疫システムを強化してくれる

女性に多いとされる鉄欠乏性貧血も野菜不足とかかわっています。ビタミンCには、鉄の吸収をサポートするはたらきがあります。そのため、野菜不足によりビタミンCが足りていないと、鉄を補っても十分に吸収されず、結果として貧血になってしまう可能性があるのです。

鉄は血液の赤血球中にあるヘモグロビンのもとになります。ヘモグロビンは酸素を全身に運ぶはたらきがあるので、貧血でヘモグロビンが少ない状態になるとからだは酸素不足になり、頭痛やめまい、立ちくらみなどの症状が現れます。からだが疲れやすくなったり、だるくなったりもします。なお、貧血には巨赤芽球性貧血というタイプもあり、こちらは、ビタミンB_{12}や葉酸の不足が原因でおこります。

疲労感やからだのだるさは、前述の通り、貧血の症状の一つです。また、ビタミンが足りないと、エネルギー源である炭水化物やたんぱく質、脂質を体内で十分に活用できず、エネルギー不足になりかねません。このエネルギー不足が、疲労感やだるさを招いているケースもあるのです。

風邪を引きやすいのも、野菜不足が原因かもしれません。

私たちのからだには、細菌やウイルスといった病原体の侵入を防いだり、戦ったりする機能があり、これを免疫システムといいます。

免疫システムの担い手である免疫細胞は、その70%が腸に生息しているといわれます。野菜不足で腸内環境が乱れていれば、免疫システムがうまく機能せず、風邪をはじめとする感染症にかかるリスクが高まります。加えて、ビタミンAには粘膜を強化する作用が、ビタミンCやビタミンB群には免疫細胞のはたらきを助ける作用があり、これらのビタミンが野菜不足により足りていないと、免疫システムがさらに弱くなってしまいます。

すべての不調の原因が野菜不足だということはありません。つらい状態が続くようなら、早めに医療機関を受診することをおすすめします。

ただ、**野菜不足が心身の不調の引き金になる可能性がある**ことは間違いありません。「最近、なんだか調子がよくないなあ」と感じているのなら、野菜不足になっていないか、17ページで紹介した目安量などを参考に自分自身でチェックしてみてください。

たんぱく質の吸収には
野菜のビタミン・ミネラルが不可欠

食べ物に含まれる栄養素のうち、炭水化物（糖質）、脂質、たんぱく質をエネルギー産生栄養素といいます。エネルギー産生栄養素のうち、近年特に注目を集めているのがたんぱく質です。プロテインドリンクをはじめ、たんぱく質を強化した食品も増えており、たんぱく質ブームといっても過言ではありません。

たんぱく質はエネルギー源として利用されるだけでなく、筋肉や臓器、皮膚、毛髪などのからだを構成する成分になります。また、ホルモンや酵素、抗体など、身体機能を調整する成分の材料にもなる重要な栄養素です。

ではこのたんぱく質は、1日にどれくらい摂取すればいいのでしょうか。

年齢、性別、妊娠中あるいは授乳中かどうかで必要なたんぱく質の量は異なりますが、「日本人の食事摂取基準（2025年版）」では、1日あたりの推奨量は男性15～64歳は65g、65歳以上は60g、女性15～17歳は55g、18歳以上は50gとなっています。

また、1日の食事量全体に対する目標量は、総エネルギー摂取量に対して1～49歳は13～20%、50～64歳は14～20%、65歳以上で15～20%となっています。仮に1日の総エネルギー摂取量の目安が2000kcalの場合、65～100g（13～20%）となります。1食あたり

25〜30ｇ程度はとるようにするといいでしょう。

たんぱく質が不足すると、筋力だけでなく活力や身体機能も低下するうえ、肌がたるむ、髪がパサパサになる、爪が折れやすくなるなど、美容面でもさまざまな弊害があります。

また、前項で取り上げた赤血球はたんぱく質がないとつくることができないため、鉄欠乏性貧血の原因にもなります。ですから、肉類、魚介類、牛乳・乳製品、卵類、大豆・大豆製品など、良質なたんぱく質を含む食品をしっかりとり、推奨量や目標量を摂取するよう心がけることが大切です。

ビタミンB_{12}の不足には要注意

ただし、がんばってたんぱく質だけをとっても意味がありません。

たんぱく質の消化吸収には、ビタミンB_6、B_{12}、葉酸、亜鉛などがかかわっています。ビタミンもミネラルもほとんどは体内でつくり出すことができないため、食品から摂取する必要があります。つまり、**いくらたくさんたんぱく質をとったり、筋トレにはげんだりしても、ビタミンやミネラルが不足していれば消化吸収の効率が悪くなり、せっかくの努**

力がムダになってしまうのです。

なお、たんぱく質には動物性たんぱく質と植物性たんぱく質があります。植物性たんぱく質はおもに大豆や大豆製品からとれますが、大豆・大豆製品にはビタミンB_{12}が含まれていません。野菜や果物にもビタミンB_{12}は含まれていません。また、植物性たんぱく質は動物性たんぱく質に比べて利用効率が悪いともいわれています。

たんぱく質をおもに植物性たんぱく質から摂取している人や、動物性たんぱく質を避けている人は、ビタミンB_{12}の不足に気をつけましょう。また、高齢になると胃酸のはたらきが悪くなり、ビタミンB_{12}の吸収効率が悪くなることがあります。ビタミンB_{12}が不足すると悪性貧血の原因にもなるため注意が必要です。

血糖値だけじゃない！「ベジファースト」の意外な効果

「ベジファースト」とは、食事の際、ひと口目を野菜（ベジ）から食べはじめる（ファースト）というやり方です。ベジファーストを実践すると食後の血糖値の上昇がゆるやかになり、生活習慣病の予防に効果があるといわれています。すでに取り組んでいる人も多いかもしれません。

ごはんやパン、めん類といった主食に多く含まれる糖質をとると、胃や十二指腸でブドウ糖などに分解され、小腸で吸収されます。吸収されたブドウ糖は肝臓に運ばれますが、その半分はそのまま血液を介して全身に運ばれ、その際に血糖値が上がります。ごはんやパンなどの主食やジュースなどには糖質が多く含まれますから、胃がからっぽの状態で糖質の多い食材を一度にたくさん食べれば血糖値は上がりやすくなります。それを防ぐために、あらかじめ食物繊維の多い野菜を食べておくわけです。**食物繊維は糖の吸収をゆるや**

かにするはたらきがあり、野菜を先に食べたほうが食後血糖値の上昇がゆるやかになります。このことはデータで実証されています。また、消化に時間がかかるたんぱく質を含むおかずを先に食べておくことも、血糖値の上昇を緩やかにするといわれています。

さらに、ベジファーストには血糖値の上昇をゆるやかにする以外にもさまざまなメリットがあります。

一つ目のメリットは、野菜を食べる量が増えることです。メイン料理につくサラダを前菜として食べる場合と、食事中に副菜として食べる場合で野菜摂取量がどのように変わるのかを調べたアメリカの研究があります。

研究では、「サラダを全量食べる」「サラダを残してもよい」という二つの条件と、「サラダは食べずにメインだけ食べる」というパターンが設けられ、合計5種類の食べ方が比較されました。5種類の食べ方をまとめると次のようになります。

①サラダを前菜として食べる――サラダを食べる量は自由（残してもよい）
②サラダを副菜として食べる――サラダを食べる量は自由（残してもよい）

③サラダを前菜として食べる—サラダを全量食べる
④サラダを副菜として食べる—サラダを全量食べる
⑤メイン料理だけ食べる

研究では、①と②の比較では、①のほうがサラダの摂取量が多くなりました。つまり、「サラダを全量食べる」というしばりがなく食べる量が自由なら、サラダを前菜として先に食べるときのほうがたくさん食べるという傾向が見られたのです。

ふだん野菜をあまり食べない人も、「野菜を先に食べる」というルールにすれば野菜の摂取量を増やせそうです。

野菜からゆっくり食べると太りにくい

ベジファーストにはもう一つ、**早食いを防ぐことができる**というメリットがあります。早食いと肥満に強い関係があることは、多くの研究が示唆しています。また、早食いの人は、ゆっくり食べる人より糖尿病に2倍かかりやすいというデータもあります。野菜を先にゆっくり食べればそれだけ食事にかかる時間が長くなり、満腹になる食事量も減って、肥満や糖尿病の予防につながるかもしれません。

東京都足立区では、2013年から区を挙げてベジファーストに取り組んでいます。2010年のデータによると、足立区は糖尿病の医療費が東京23区でもっとも高く、区民の健康寿命は都の平均より約2歳短いという状態でした。そこで区は、糖尿病対策に重点を置いた健康事業をスタート。「あだちベジタベライフ」と称して、「野菜から食べる(ベジファースト)」「目標は1日350g以上！ 野菜を3食しっかり食べる」「野菜をよくかんで食べる」の三つのポイントを訴求してきました。

さらに、区内の飲食店やスーパー、コンビニなどに協力を仰いで野菜を手軽に食べられる環境を整えたり、給食時に野菜から食べるよう呼びかけたりと、さまざまな工夫をこらしました。その結果、区民の健康寿命が延びて都平均との差が縮まり、1人あたりの糖尿病医療費は見事に23区ワーストを脱出して7番目になりました。野菜から食べる人の割合も増加したといいます。

なお、たんぱく質や脂質にも血糖値の上昇をゆるやかにする効果があります。3章で紹介する野菜料理の調理法や組み合わせる食材などの工夫で、さらに効果が期待できるかもしれません。さまざまなメリットが期待できるベジファーストを、みなさんもはじめてみてはいかがでしょうか。

なぜ野菜をとることがダイエットになるのか

ダイエットのために野菜をたくさん食べているという人も多いようです。「野菜たっぷりの食事にしたら、○○kgのダイエットに成功！」というような体験談もよく聞きます。野菜を食べると、なぜ体重の減少につながるのでしょうか。

ご存じのように、摂取エネルギーが消費エネルギーを上回ると体重が増えます。つまり、摂取エネルギーを減らして消費エネルギーを上回らないようにすれば、理論上はやせることができるはずです。食品のなかで、野菜自体はそのほとんどが水分のため、素材そのもののエネルギーは低いです。料理になると、調理の仕方（揚げ物、サラダ、和え物、汁物など）によって差はありますが、ごはん、パン、めん類といった主食や肉類、魚介類などの主菜よりエネルギーは低い傾向にあります。野菜で料理をかさ増ししたり、つけ合わせの野菜をいつもよりたっぷり食べて、主食や肉類、魚介類の摂取量を減らしたりすれば、結果として体重が減ることになるわけです。

また、野菜に含まれる豊富なビタミンやミネラル、食物繊維もダイエットに役立ちます。からだの主要なエネルギー源は炭水化物、たんぱく質、脂質ですが、これらはからだのなかで代謝・吸収され、使われずにあまったものは脂肪としてたくわえられます。**ビタミンとミネラルが足りないと、炭水化物、たんぱく質、脂質の代謝・吸収がうまくできません。**食物繊維には、糖や脂質の吸収をゆるやかにしてくれるはたらきがあります。また、お腹のなかを掃除してくれるので、お腹まわりがすっきりするかもしれません。

このように、ビタミンとミネラル、食物繊維の宝庫である野菜を日ごろからたっぷり食べることが、太りにくい体質をつくります。「運動をしても、ダイエットしてもなかなか体重が落ちない」という人は、野菜不足で栄養バランスが崩れていないか疑ってみるといいでしょう。

野菜は食物繊維の宝庫

野菜の栄養素というとビタミンやミネラルを思い浮かべる人が多いと思いますが、先に述べた通り、野菜に豊富に含まれている食物繊維はダイエットに不可欠です。日本肥満学会が発行する「肥満症診療ガイドライン２０２２」にも、「十分な食物繊維の摂取は減量に有用である」と書かれています。

また、さまざまな研究から、食物繊維の摂取量が多い人は、体重はもちろん、収縮期血圧（最高血圧）、総コレステロール、ＬＤＬコレステロール、中性脂肪が有意に低いことが明らかになっています。

ビタミン、ミネラル、食物繊維が豊富な野菜はダイエットの強い味方です。標準体重の人のダイエットは推奨しませんが、肥満は生活習慣病のもと。健康診断や人間ドックで体重を落とすようアドバイスされた人は、野菜を意識して食べるようにしましょう。

ミステリアスな栄養素「食物繊維」の驚くべき役割

野菜に多く含まれる食物繊維が健康の維持・増進に重要な成分であることは、いまや誰もが知るところです。でも、食物繊維はかつて「無益な成分」「食べ物のかす」とみなされていたことがありました。

食物繊維は「ヒトの消化酵素で消化されない食品中の難消化性成分の総体」と定義されています。体内ではほとんど消化できないため、からだの構成成分やエネルギー源としては役に立ちません。そのため、前述のような不名誉な扱いを受けていたのでしょう。

しかし、次第にその健康効果が明らかになり、1970年代ころになると大きな注目を集めるようになります。炭水化物、たんぱく質、脂質、ビタミン、ミネラルを「5大栄養素」といいますが、**食物繊維はいまや「第6の栄養素」**との称号を得るまでになりました。まさに栄養界のシンデレラストーリーです。

食物繊維については本書でも何度か触れていますが、ここであらためて、そのはたらきをおさらいしておきましょう。食物繊維は水に溶けやすい水溶性のものと溶けにくい不溶性のものがあり、それぞれ次のようなはたらきがあります。

水溶性食物繊維のおもなはたらき

小腸での糖の吸収速度をゆるやかにし、食後の血糖値の上昇を抑える効果があります。また、脂質の吸収をゆるやかにしたり、体内でコレステロールからつくられる胆汁酸の体外（便中）への排泄を促進したりします。

不溶性食物繊維のおもなはたらき

腸を刺激してぜん動運動をさかんにしたり、水分を吸収して便の量を増やしたりすることで、排便をスムーズにします。また、善玉菌のえさとなって腸内環境の改善に役立ちます。

食物繊維には水溶性と不溶性があり、それぞれ異なる作用があることは、食や栄養に興味関心がある人ならよくご存じでしょう。ところが近年、この分類法を疑問視する声も出ています。食物繊維にはさまざまな成分があり、水溶性、不溶性の作用の違いにあてはまらないものもあるからです。

前述の「ヒトの消化酵素で消化されない食品中の難消化性成分の総体」という定義も、世界共通のものではありません。食物繊維はいまなお研究が続く、ミステリアスな栄養素なのです。

ただし、食物繊維にさまざまな健康効果があることはたしかです。**食物繊維の不足は総死亡率、心筋梗塞、脳卒中、循環器疾患、2型糖尿病、乳がん、胃がん、大腸がんの発症と関連がある**と報告されています。

そこで「日本人の食事摂取基準（2025年版）」では、食物繊維の1日の摂取目標量を男性18〜29歳は20g以上、30〜64歳以上は22g以上、65〜74歳以上は21g以上、75歳以上は20g以上、女性18〜74歳は18g以上、75歳以上は17g以上としています。

しかし、「国民健康・栄養調査（令和4年）」によると、1日あたりの食物繊維の摂取量は

20歳以上男性で19・5g、20歳以上女性で17・6gとなっており、やや足りていません。通常の食事で食物繊維をとりすぎてしまう心配はまずないので、意識してとることをおすすめします。

測定法の変化にご注意を

日ごろから食物繊維をしっかりとることを心がけている人のなかには、前述した食物繊維の1日の摂取目標量をクリアできている人もいるでしょう。ただ、それで十分にとれているとは限らないのが食物繊維の厄介なところです。

43ページで、ビタミンCの測定法が時代によって異なるというお話をしましたが、同じように食物繊維の測定法も変化しています。たとえば、現時点での食品成分表の最新版「日本食品標準成分表（八訂）増補2023年」と、一つ前の「日本食品標準成分表2015年版（七訂）」とでは、一部の食品について、食物繊維成分値の測定法が異なっています。そして、八訂で採用された測定法は、七訂の測定法よりも食物繊維の量が多く算出されやすいことがわかっています。

「日本人の食事摂取基準（2025年版）」の目標量策定の際に考慮した国民健康・栄養調査による食物繊維摂取量も、七訂の成分値をもとに作成されています。

つまり、八訂に基づいて食物繊維の摂取量を計算し、その数値が「日本人の食事摂取基準（2025年版）」の目標量と同等、あるいはやや上回っていたとしても、実際は、目標量には足りていない可能性があるのです。

なお、目標量は「十分な科学的根拠により導き出された値が、国民の摂取実態と大きく乖離している場合は、当面の摂取を目標とする量として設定する」とされています。

生活習慣病等を予防するには、**食物繊維は1日25g摂取すべき**ともいわれています。「日本人の食事摂取基準（2025年版）」の目標量をクリアできている人は、1日25gを目安にするといいかもしれません。

野菜がベストな腸内環境をつくってくれるメカニズム

腸内環境のバランスを整える「腸活」に興味がある人、あるいは、すでに実践している人も多いのではないでしょうか。

腸内環境はおもに大腸の環境を指します。健康な人の腸には1000種類、100兆個以上の腸内細菌が生息しているといわれ、それらは大きく、善玉菌、悪玉菌、日和見菌の三つに分けられます。

悪玉菌は健康に害をおよぼす細菌です。日和見菌は、善玉菌と悪玉菌のどちらにも属さず、優勢なほうに味方する特性があります。善玉菌は人にとって有用なはたらきをする細菌で、乳酸や短鎖脂肪酸などを生成します。

近年、この短鎖脂肪酸の健康効果に注目が集まっています。

短鎖脂肪酸は大腸の活動のエネルギー源となり、大腸の正常なはたらきを助けて排便を促すはたらきがあります。腸内を弱酸性にすることで悪玉菌の増加を抑える、発がん性をもつ腐敗物質の発生を防ぐといった作用もあります。

さらに、免疫調整機能のはたらきを助けてアレルギー反応を抑制したり、肥満を予防したり、体内でのコレステロールの合成を抑制したりすることもわかってきました。

食物繊維が善玉菌のえさになる

短鎖脂肪酸を増やすには、善玉菌を増やす必要があります。では、どうやったら善玉菌を増やせるのでしょうか。

まずは、善玉菌を含む食べ物を摂取することです。善玉菌の代表には乳酸菌やビフィズス菌があり、それらを含む発酵食品や乳製品などを積極的に食べると善玉菌を増やせます。

善玉菌のえさとなる食材を積極的に食べるのも効果的です。善玉菌はプロバイオティクス、そのえさ(栄養源)はプレバイオティクスと呼ばれ、水溶性食物繊維もプレバイオティクスに該当します。水溶性食物繊維はヌルヌルとしたねばりをもち、保水性が高いのが特徴で、野菜ならたまねぎ、だいこん、ごぼう、らっきょう、エシャロットなどに、果物ならキウイフルーツやパパイヤなどに含まれます。

オリゴ糖もプレバイオティクスです。オリゴ糖はたまねぎ、ねぎ、ごぼう、ヤーコン、アスパラガス、とうもろこし、にんにく、バナナなどに多く含まれています。

つまり、**野菜や果物を日ごろから十分に食べていれば善玉菌は自然と増え、腸内環境が整う**というわけです。腸活に関心がある人、または腸の不調を感じている人は、サプリメントや整腸剤に頼る前に、まずは野菜と果物を毎日しっかり食べるようにしましょう。

善玉菌とプレバイオティクスを同時に摂取するのもおすすめです。善玉菌とプレバイオティクスを同時に摂取することで腸内環境がより効果的に整い、健康増進効果があるといわれています。野菜たっぷりのおみそ汁、フルーツヨーグルトなど、善玉菌とその栄養源を同時に摂取する食べ方も、毎日の生活に取り入れてみてはいかがでしょうか。

野菜・果物を毎日食べる人は認知症のリスクが下がる

認知症が社会的な問題になっています。

認知症とは、記憶、判断力などの認知機能が低下し社会生活に支障をきたしている状態をいいます。認知症はアルツハイマー型認知症、血管性認知症、レビー小体型認知症、前頭側頭型認知症に分類され、もっとも多いのがアルツハイマー型認知症です。アルツハイマー型認知症はアミロイドβ、リン酸化タウというたんぱく質が長い年月をかけて脳にたまることが原因でおこると考えられています。

認知症に関する研究は数多くありますが、日本人を対象とした国立がん研究センターによる研究があります。

国立がん研究センターは、50～79歳の約4万3０００人の男女を追跡した調査結果から、野菜および果物の摂取と認知症との関連を調べました。その結果、全野菜・果物摂取量がもっとも多いグループの認知症発症リスクは、摂取量がもっとも少ないグループより男性は13％、女性は15％低いことが判明しています。また、ビタミンCの摂取量がもっとも多いグループの認知症発症リスクは、もっとも少ないグループより男性は29％、女性は24％低いことがわかりました。

これらの調査結果の理由として、国立がん研究センターは野菜や果物に含まれるビタミンCの抗酸化作用を挙げています。

抗酸化作用をもつ物質を抗酸化物質といい、抗酸化物質は脳のDNAの損傷や、認知症のリスクとなるアミロイドβの形成を抑制することが報告されています。加えてビタミンCには動脈硬化のリスクを低下させる作用もあり、これが脳血管性認知症のリスク低下につながった可能性もあります。

ほかの研究でも、**野菜・果物を日ごろからしっかり食べているグループのほうが認知症になるリスクが低い**ことが示唆されています。高齢化にともない、今後も認知症の人は増加すると予想されます。そのリスクを少しでも下げるためには、野菜や果物を普段からきちんと食べることが非常に有効なのです。

食物繊維の摂取は動脈硬化の予防にも効果あり

私たちの全身に張り巡らされている血管は、動脈、静脈、毛細血管の三つに大別できます。心臓から送り出された酸素をたっぷり含んだ血液を全身に運ぶのが動脈です。動脈は本来、弾力性があってしなやかです。しかし、血管が厚く硬くなって血液の流れが悪くなることがあり、この状態を動脈硬化といいます。

動脈硬化は加齢や内臓脂肪型肥満、高血圧、糖尿病のほか、喫煙、運動不足、食生活の乱れ、飲酒、ストレスなどの生活習慣が関連しています。なかでも、脂質異常症は動脈硬化に関連する代表的な疾患です。脂質異常症とは、血液中のコレステロールや中性脂肪などの脂質の量が正常な範囲を逸脱している状態をいいます。特に悪玉コレステロールと呼ばれるＬＤＬコレステロールが上昇すると動脈硬化が進み、狭心症や心筋梗塞、脳梗塞などの命にかかわる重篤な病気を引き起こしかねず、とても危険です。

動脈硬化の予防には脂質のコントロールが欠かせませんが、ここでも食物繊維が役に立ちます。「動脈硬化性疾患予防ガイドライン２０２２年版」では血清脂質の改善のために、炭水化物の量にかかわらず、1日25g以上の食物繊維の摂取が推奨されています。

また、食物繊維を多くとるために、全粒穀物や野菜、果物を摂取することが推奨されています。ただし、果物やその加工品の過剰摂取や、食塩を多く含む漬け物などの過剰摂取は控えることが推奨されているので注意しましょう。

「コレステロール値が高い」と聞くと、卵やレバーなどのコレステロールを比較的多く含む食品を控えなければと思う人が多いかもしれませんが、コレステロールの摂取が血液中の脂質におよぼす影響には個人差があります。ＬＤＬ（悪玉）コレステロールが高い患者さんはコレステロール摂取制限が推奨されていますが、健康な人は特に制限はありません。

血中脂質を改善するには、動物性食品に多い飽和脂肪酸を控えたり、魚や植物油に多い不飽和脂肪酸に置き換えたりすることが重要です。ちなみに、揚げ物や菓子、市販のカレールウなどに使われるショートニングやマーガリン、ファットスプレッドなどの植物油脂はトランス脂肪酸を含みます。トランス脂肪酸はＬＤＬコレステロールを上昇させ、ＨＤＬ（善玉）コレステロールを低下させる作用があるので摂取を控えるようにしましょう。

おすすめは「日本食パターン」

「動脈硬化性疾患予防ガイドライン２０２２年版」では、動脈硬化にともなう疾患の予防に「日本食パターン」を推奨しています。日本食パターンとは、日本型の食生活をもとにした食事のパターンのことで、次のような特徴があります。

- **肉の脂身や牛脂、ラード、バターといった動物性の脂、加工肉を控える**
- **大豆、魚、野菜、海藻、きのこ、果物、未精製穀類をしっかり食べる**
- **従来の日本型の食事よりも食塩摂取量を控える**

国内外の研究が、日本食パターンを実践すると血液中の脂質が改善され、狭心症や心筋梗塞、脳梗塞などの発症リスクが下がる可能性を示唆しています。**食塩摂取量に気をつければ、日本の伝統的な食生活は健康の維持・増進に有効**だといえるでしょう。

血圧が気になる人には野菜や果物のカリウムが効果的

年をとると上がりやすくなるものの一つが血圧です。毎年の健康診断や人間ドックで血圧を測るたびに徐々に数値が上がっていくのを実感し、気にしている人も多いのではないでしょうか。血液が血管を通る際、血管壁には圧力がかかります。この圧力が正常より高く、慢性的に続く状態が高血圧です。日本高血圧学会は、診察室での収縮期血圧（最大血圧）が１４０㎜Hg以上、または拡張期血圧（最小血圧）が90㎜Hg以上、あるいはどちらも満たす場合を高血圧としています。

高血圧になると血管に常に負担がかかるため、血管壁が傷ついたり、血管の柔軟性が失われて硬くなったりして動脈硬化を進行させ、狭心症や心筋梗塞などの心疾患、脳梗塞や脳出血などの脳血管疾患のリスクを高めます。また、高血圧は認知症の発症や進行にも関連しています。

高血圧の改善に重要なのは、適正体重を維持するための食習慣の改善や、運動・喫煙・飲酒などを含む生活習慣の改善です。特に食習慣では、食塩のとりすぎと野菜や果物の摂取不足が大きな問題となっています。

「国民健康・栄養調査（令和4年）」によると、日本人の1日あたりの食塩摂取量は20歳以上男性が10・5g、20歳以上女性が9・0gでした。それほど摂取していないように思うかもしれませんが、そんなことはありません。「日本人の食事摂取基準（2025年版）」は、1日あたりの食塩摂取の目標量を15歳以上の男性は7・5g未満、12歳以上の女性は6・5g未満としており、目標量を3g程度オーバーしているのです。

さらにいえば、15歳以上の男性7・5g未満、12歳以上の女性6・5g未満という目標量は、前述した現状の1日あたりの食塩摂取量をふまえて設定されたものであり、高血圧を予防したいならもう少し減らしたいところです。一般に、**高血圧の予防・治療には1日あたり6g未満に抑えるのが望ましい**とされています。ちなみに、WHO（世界保健機関）が目標量として掲げる1日あたりの食塩摂取量は5g未満と、さらに厳しい数値になっています。

世界保健機関（WHO）のガイドラインでは、適切な身体機能のために必要な最低限の摂取量をナトリウム量で200～500㎎程度（食塩相当量で0・5～1・3g程度）としているので、通常の食事で減らしすぎるということはなさそうです。

ナトリウムを体外に排泄してくれる効果がある

食塩摂取量を1日あたり1g減らすと、高血圧者では収縮期血圧が約1㎜Hg、非高血圧者では0・5㎜Hgの降圧が期待できます。**高血圧の予防・改善のためには、まず減塩を心がけることが重要**です。

あわせて、カリウムの摂取も心がけるといいでしょう。食塩が血圧を上げるのに対して、カリウムには血圧を下げるはたらきがあるからです。カリウム摂取量10㎜ol（391㎎）の増加で、収縮期血圧が0・446㎜Hg低下するとされています。そのため、高血圧の予防・治療にはカリウムの積極的な摂取が推奨されています。

「日本人の食事摂取基準（2025年版）」は、カリウムの1日あたりの摂取目標量を15歳以上の男性で3000㎎、15歳以上の女性で2600㎎以上としています。

しかし、「国民健康・栄養調査（令和4年）」では、実際の1日あたりのカリウム摂取量は20歳以上男性で2392㎎、20歳以上女性で2230㎎となっており、目標量に達していません。

前述の通り、食塩（ナトリウム）の過剰摂取が血圧の上昇に関連していることは明らかですが、**カリウムには尿中へのナトリウムの排泄を促進し、血圧を低下させる作用があります**。さらに最近の知見では、ナトリウムの摂取量を減らす（減塩）、あるいはカリウムの摂取量を増やすといった個々の取り組みより、ナトリウムとカリウムの摂取比（ナトカリ比）を下げることのほうが、より高い降圧効果が期待できるとされています。特に食塩摂取量の多い日本人は、カリウムを多くとるようにすることが重要です。

また、高齢者では血圧が高めの人が多いですが、極端に食塩を減らすと食欲不振になり、身体的機能や認知機能が低下するフレイルのリスクを招きかねません。腎機能が低下している人はカリウムのとりすぎには注意すべきですが、一般にはこれまで以上に積極的な摂取を推奨したい栄養素です。

ほうれんそう、ブロッコリー、えだまめにカリウムが豊富

では、なにを食べればカリウムを摂取できるのでしょうか。

カリウムは野菜や果物に多いイメージがありますが、実は穀類や肉類、魚介類にも含まれており、どの食品からもまんべんなくとれます。ただ、穀類や肉類、魚介類からカリウムを必要量摂取しようとすると、エネルギーや脂質のとりすぎにもなりやすく、肥満から高血圧になるリスクがあります。だからこそ、カリウムは野菜や果物から摂取するのがおすすめです。

カリウムは野菜ならほうれんそう、ブロッコリー、えだまめ、にら、こまつな、サラダ菜やサニーレタスなど、果物ならぶどうやかき、バナナ、キウイフルーツなどに多く含まれます。血圧が気になる人は、これらの野菜と果物を意識してとるようにしましょう。なお、カリウムは水溶性なので水に溶け出します。**水にさらしたり、ゆでたりする時間をできるだけ短くすると、カリウムを効率よく摂取できます。**

生活習慣病を予防するには「機能性成分」に注目しよう

食品には三つの機能があります。一つ目は、すでに紹介した炭水化物、脂質、たんぱく質、ビタミン、ミネラルなどの栄養にかかわる機能で、これを一次機能といいます。二つ目は食品の嗜好、つまりはおいしさにかかわる機能で、二次機能といいます。

一次機能と二次機能とは別に、血圧や成長、ホルモン、免疫など、私たちのからだのさまざまな生理機能にかかわる機能を三次機能といいます。この三次機能に関与する食品成分を機能性成分といい、特定保健用食品（トクホ）や機能性表示食品（146ページ）は、この機能性成分に注目して研究開発が進められています。

野菜および果物に含まれる機能性成分と、その期待される効果、それを含んでいる代表的な食品には次のようなものがあります。

［ビタミン様物質］ビタミンと同等の生理作用が認められている物質

●ビタミンP

レモンやみかん、緑茶などにビタミンCとともに含まれる成分です。毛細血管の透過性が高くなるのを防ぐ作用があり、脳出血の予防、抗酸化、抗アレルギー作用が期待されています。

●ビタミンU

キャベツやレタス、牛乳などに多く含まれる成分で、胃酸の分泌を抑制する作用や胃潰瘍を予防する作用が期待されています。

［ポリフェノール類］植物の葉や茎、果皮などに含まれる苦味や色素の成分

●アントシアニン

ブルーベリー、ぶどう、なすなどに含まれる色素成分で、酸性ではオレンジや赤色、中性では紫色、アルカリ性では青や緑色に変化します。抗酸化作用や眼精疲労回復作用が期待されています。

・クルクミン

ウコン（ターメリック）に含まれる黄色い色素成分で、抗酸化作用、肝機能改善作用が期待されています。

［カロテノイド類］植物性食品および動物性食品に含まれる、オレンジ色系統の色素や辛味成分

・リコピン

トマトやスイカなどに含まれる赤い色素成分で、抗酸化作用が期待されています。

・カプサイシン

とうがらしに含まれる辛み成分で、食欲増進作用、脂質代謝促進作用が期待されています。

このほか、147ページで取り上げるGABA、ケルセチン、スルフォラファングルコシノレート、大豆イソフラボン、β-クリプトキサンチン、りんご由来プロシアニジンなども機能性成分です。

このように、野菜や果物にはさまざまな機能性成分が含まれます。生活習慣病が気になる人は覚えておくといいでしょう。

ただし、**特定の機能性成分を多く摂取すれば高い効果が期待できるというものではありません**。特定の野菜・果物と同様、個々の機能性成分についても、その健康効果に関するエビデンスは限定的です。旬の野菜・果物などからバランスよくとるようにしましょう。

1日200gの果物が高血圧や肥満のリスクを減らしてくれる

みなさんは果物を1日どれくらい食べていますか？

「国民健康・栄養調査（令和4年）」によると、1日あたりの果物の平均摂取量は20歳以上男女で96・1gでした。世代別に見ると、20～29歳で52・2g、30～39歳で44・8g、40～49歳で42・4g、50～59歳で71・0g、60～69歳で112・4g、70～79歳で144・4g、80歳以上で151・3gとなっています。20～40歳代が特に少ないことがわかります。ちなみに令和元年の調査では、20歳以上で1日あたりの果物の摂取量0gという人が38％もいました。

あまり知られていませんが、「健康日本21（第三次）」では果物の1日の摂取目標量が200gに設定されています。野菜350gに果物200g。「けっこうたくさん食べなきゃいけないんだ」と感じた人も多いのではないでしょうか。

目標の200gという数値は、「諸外国の野菜類・果物類の推奨摂取量の状況、最新の果物摂取と生活習慣病リスクに関する国内外の文献を精査し、生活習慣病の予防の観点で果物摂取量としてどの程度食べることが適切であるか等を検討した結果」と説明されています（厚生労働省「健康日本21（第三次）について～栄養・食生活関連を中心に～」）。

では、1日200gをクリアするには、果物をどれくらい食べればいいのでしょう。200gに必要なおおよその数量を、果物ごとにリストアップしました。

果物200gをとるのに必要な分量（果物ごと）

・みかん　2個
・りんご　1個
・なし　1個
・かき　1個
・ぶどう　1房（※）
・もも　1個
・キウイフルーツ　2個
・はっさく　1個
・グレープフルーツ　1個
・パイナップル　0・3個
・びわ　6個
・バナナ　2本

※デラウエア等の小粒系は2房、巨峰等の大粒系は2分の1房で計算

果物の摂取と高血圧、肥満、2型糖尿病の発症リスク、冠動脈疾患、脳卒中および全死亡のリスクとの関連を調べた先行研究があります。それによると、果物を1日200g程度摂取することで、これらの疾病のリスクが下がることが報告されています。

ただし、果物を1日400g食べたからといって、リスクがさらに下がるわけではないことには注意してください。2型糖尿病などをすでに発症している人では、果物の過剰摂取によって血糖コントロールに不調をきたす可能性も指摘されています。

また、果汁100%のジュースやジャム、ドライフルーツ、缶詰などの果物の加工品は、濃縮や乾燥がされていたり、糖分が添加されたりしています。世界保健機関（WHO）のガイドラインでは、100%果汁や濃縮還元果汁は、上白糖やはちみつなどの甘味料と同じようにとりすぎないよう勧告されています。果糖の項でも説明しましたが（62ページ）、果糖を含む加工食品を過剰に摂取すると、心筋梗塞や脳卒中などの動脈硬化性疾患のリスクを高める可能性があります。こうした食品の摂取を減らすことは、「動脈硬化性疾患予防ガイドライン2022年版」でも推奨されています。可能な限り、**生の果物を優先的に食**

べるようにしてください。

果物は野菜に比べて割高なイメージがありますが、バナナやキウイフルーツのように、季節を問わず比較的手ごろなものもあります。夏ならすいか、冬ならみかん、りんごと、旬のものも手に入りやすいです。

加えて、価格が安定している冷凍フルーツも上手に活用すれば、家計への負担はそれほど大きくならないはずです。スナック菓子やスイーツを買う代わりに、果物を買う習慣をまずははじめてみてはいかがでしょうか。

糖尿病の人も果物を避けなくていい！

糖尿病は、インスリンというホルモンが足りなくなったり、十分にはたらかなくなったりして、血液中を流れるブドウ糖が細胞に取り込まれにくくなる病気です。すい臓の機能障害や自己免疫などが原因で現在の医療では根治できない1型糖尿病と、運動や食生活など生活習慣の改善で適正に体重をコントロールし、インスリンの分泌能力や効きを改善することが可能な2型糖尿病があります。

糖尿病になり血糖値が高い状態が続くと動脈硬化を引き起こし、脳血管疾患や心疾患の原因になります。また、動脈硬化で全身に血液が行き渡らなくなると、けがや炎症が治りにくくなることも。失明、腎不全といった重篤な疾患につながる場合もあります。日本では、予備群を合わせると約2000万人が糖尿病で、国が定める重要疾患の一つです。

糖尿病の予防・改善には食生活の見直しが不可欠で、摂取エネルギー量を適正にして、血糖値を急激に上げる食べ物は控えるようにしたほうがよいとされています。そのため、前章でもお伝えしたように、「果物には果糖が含まれているから、糖尿病の人は食べないほうがいい」と思っている人が多いようです。

でも、その認識は正しくありません。たしかに果物には果糖と呼ばれる糖質が含まれていますが、ブドウ糖と違い果糖は血糖値をあまり上げません。また、食べ物の摂取と2型糖尿病のリスクについて調べた研究では、果物の1日の摂取量が200～300gの場合、糖尿病のリスクが10％減少したと報告されています。

糖尿病の診療指針をまとめた「糖尿病診療ガイドライン2024」でも、果物は糖質だけでなく血糖値の上昇を抑制する食物繊維を含み、GI値（炭水化物を含む食べ物を摂取したあとに血糖がどれくらい上昇するのかを示す指標）が低いことから、「糖尿病の血糖コントロールに有益な可能性がある」としています。**糖尿病を治療する専門家が果物の摂取を禁じているわけではない**のです。

一度に食べすぎないよう注意

ただし、すでに説明した通り、一度にたくさんの果糖を摂取するのは要注意です。果物の摂取は2型糖尿病の発症リスクを抑制する一方で、果汁100％ジュースなどの果糖飲料は2型糖尿病の発症リスクを高めたという報告もあります。もちろん、果糖ブドウ糖液糖やショ糖が入った果汁飲料やスポーツドリンクなどの清涼飲料水にも、血糖コントロールを悪化させる、あるいは2型糖尿病の発症リスクを高める可能性があります。

「果物にも清涼飲料水にも同じ果糖が含まれているのに、どうして血糖値や糖尿病への影響が違うの？」と不思議に思う人もいるでしょう。

果物と清涼飲料水の影響の違いは、ショ糖などの甘味料が添加されているかどうか、食物繊維があるかないかにあると考えられます。

食物繊維は血糖値の上昇を抑制します。果物には果糖だけでなく食物繊維も多く含まれているため、食物繊維の作用が果糖の作用を上回り、血糖コントロールや糖尿病に有用な方向にはたらくのでしょう。

とはいえ、糖尿病の人が果物を好きなだけ食べていいわけではありません。果物を食べすぎて果糖を過剰に摂取すれば、血糖値や中性脂肪の上昇、体重の増加を招くおそれがあります。糖尿病と診断された人、健康診断や人間ドックで糖尿病予備軍だと指摘された人は、生の果物は１日１５０ｇ（約80kcal）を目安に、数回に分けて食べるようにしましょう。

がんのリスクを下げてくれる野菜と果物

2023年、日本人の死因の第1位はがんでした。日本人の2人に1人は、一生のうちで一度はがんになるというデータもあります。がんをいかに予防するかということは、多くの人にとって重大な関心事です。

国立がん研究センターをはじめとする研究グループは、日本人を対象とした研究結果に基づき、科学的根拠に根ざしたがん予防ガイドライン「日本人のためのがん予防法（5＋1）」を提唱しています。

同ガイドラインで提唱されている予防法は次の通りです。

①禁煙する

②節酒する

③食生活を見直す
④身体を動かす
⑤適正体重を維持する
⑥感染症の検査を受ける

③の「食生活を見直す」については、「減塩する」「野菜と果物をとる」「熱い飲み物や食べ物は冷ましてから」の3項目が推奨されています。ここまで野菜と果物の健康効果についてお話ししてきましたが、野菜と果物の摂取はがんの予防にも効果が期待できるのです。

胃がん・食道がんの発症リスクにも予防効果あり

がんの原因となりうる物質を発がん物質といいます。野菜や果物に含まれるカロテン、葉酸などのビタミンやその他の機能性成分には、発がん物質のはたらきを弱める酵素の活性を高めたり、がんの一因とされる活性酸素を消去したりする作用があると考えられています。実際、**野菜・果物を摂取すると、いくつかのがんの発症リスクが低くなる**ことが報告されています。

その一つが胃がんです。胃がんは日本人に多いがんの一つです。これは、ピロリ菌による感染が多いことと、食塩摂取量が多いことが関係しています。かつては日本人にもっとも多いがんでしたが、診断方法と治療方法の向上で２０２２年は罹患率・死亡率ともに男女合わせて３位です。

野菜・果物の摂取により、胃がんの発症リスクが下がる可能性があります。国内で行われた４つの研究データ（前向きコホート研究）を統合して胃がんと野菜・果物の摂取について調べた研究では、野菜を摂取すると胃がんの発症リスクが低下することがわかりました。特に男性では、下部胃がんの発症リスクが低下しています。

食道がんも同様です。野菜・果物摂取と食道がんとの関係について調べた国内の研究では、野菜・果物の合計摂取量が１日あたり１００g増加すると、食道がんの発症リスクが約10％低下することが明らかになっています。

国立がん研究センターのまとめでは、野菜・果物を摂取することは胃がんの発症リスクを抑制する「可能性がある」、そして食道がんについては「ほぼ確実」にリスクを低下させるとしています。

果物・アブラナ科の野菜は、肺がんのリスクを下げる

日本人でがんの死亡率がもっとも高いのは、肺がんです（2022年）。肺がんの最大の危険因子は喫煙です。喫煙率は男女とも減少傾向にありますが、いまだに男性は24・8％と4人に1人は喫煙しています（令和4年）。女性の喫煙率はあまり高くありませんが、非喫煙者でも肺がんになる可能性はあります。

野菜・果物の摂取と肺がんとの関係では、特に果物について、国立がん研究センターのリスク評価で肺がんの予防効果が「可能性あり」という結果になっています。野菜では、特に**アブラナ科の野菜が肺がんのリスクを下げる可能性がある**と報告されています。

アブラナ科の野菜の摂取と肺がんについて調べた国内の研究では、一度も喫煙したことのない男性は、アブラナ科野菜の摂取が多いと肺がんリスクが51％も低くなることがわかりました。過去に喫煙していた人も、肺がんリスクが41％低くなっていました。

残念ながら、喫煙する男性については、アブラナ科野菜の摂取と肺がんのリスクに関連は見られませんでした。また、女性については、喫煙習慣の有無にかかわらず、アブラナ科野菜の摂取と肺がんリスクに関連は見られません。

アブラナ科の野菜には、ブロッコリーやキャベツ、からし菜などがあります。これらの野菜には辛味成分であるイソチオシアネートという物質が多く含まれており、このイソチオシアネートは発がん物質の排出を高める作用が報告されています。アブラナ科の野菜を多く摂取している人ほど、動脈硬化や血管疾患が少ないという報告もあります。女性も喫煙習慣がある男性も、アブラナ科の野菜を意識して食べることは健康上の大きなメリットがあるといえるでしょう。

ただし、野菜や果物を食べれば、がんの発症リスクが確実に下がるというわけではありません。野菜・果物の摂取量とがんの関係については、今後のさらなる研究が待たれます。

とはいえ、少なくとも現時点の研究結果から、胃がん、食道がん、肺がんの予防に効果が期待できそうだということは間違いありません。

こんな人は野菜・果物のとり方に注意！

これまでお伝えしてきた通り、ビタミン、ミネラル、食物繊維が豊富な野菜や果物は、健康の維持、増進に欠かせません。人生100年時代といわれる長寿化社会を自分らしく生きるためにも、野菜は1日350g、果物は1日200g程度食べるよう心がけたいものです。

ただし、次に該当する人は調理法を工夫して摂取するようにしてください。

腎臓の機能が低下している人

野菜や果物にはカリウムが多く含まれます。慢性腎臓病の人や腎機能が低下している人がカリウムをとりすぎると、高カリウム血症になるおそれがあります。

高カリウム血症とは、血液中のカリウム濃度が非常に高くなってしまう状態のことです。

症状が重い場合は吐き気や脱力感、しびれ、不整脈などの症状が出ることもあります。

カリウムは水に溶けやすい性質があります。野菜はゆでる、水にさらす、水気をしっかり絞ることで、カリウム含有量を調理前の3分の1から3分の2に減らすことができます。カリウムの摂取を控えたい人は、食べる前にひと工夫しましょう。

汁物や煮物などに使う場合は、別に野菜をゆでてから、汁物・煮物に加えます。炒める、レンチンという調理法ではカリウムは減りにくいので、鍋で下ゆでするか、レンチンしたあとに水にさらすとよいでしょう。果物は生食だとカリウムが多いので、野菜のように水にさらすか、缶詰などの加工品を上手に利用してください。

慢性腎臓病の人や腎機能の低下を指摘されている人は、野菜や果物の適正量について担当医に相談しましょう。

高齢者

野菜の素材そのものは、ほかの食材に比べてエネルギーが低くなっています。そのため、野菜ばかりを食べて主食や主菜を食べる量が減ると、炭水化物や脂質、たんぱく質が不足して、からだのエネルギーが足りなくなってしまいます。

特に食が細くなっている高齢者は要注意。野菜だけで満腹にならないよう、主食やおかずもしっかりとるようにしましょう。エネルギー不足を補うには油を上手に使うようにします。煮物やおひたしなどのあっさりした調理だけでなく、一度素揚げしてからおひたしにする、マヨネーズなどオイルが入ったドレッシングを使うなど、油を使った調理法も試してみてください。揚げ物が面倒という場合、フライパンに少し多めに油を入れて、揚げ焼きにしてもいいでしょう。

胃腸が不調なとき

野菜や果物に多く含まれる食物繊維には、水溶性食物繊維と不溶性食物繊維があります。水溶性食物繊維には脂質や糖の吸収をゆるやかにする作用のほか、便をやわらかくしてくれるはたらきがあります。また、不溶性食物繊維は水分を吸収して膨らみ、便のかさを増やして便秘を改善してくれます。

このように、食物繊維は胃腸の健康維持に役立ちますが、下痢があるときに不溶性食物繊維を多量にとると、下痢の原因によっては症状を悪化させることもあるので注意してください。固く消化が悪い食品、油の多い料理、香辛料などの刺激物も避けましょう。

一方、水溶性食物繊維には整腸作用があるので、下痢と便秘の両方の改善に効果的です。ただし、胃腸が不調なときに野菜を食べるなら、煮物やスープなどでやわらかく調理してから食べるとよいでしょう。果物などを生で食べる場合には、細かく切る、すりおろす、よくかむなどして消化吸収しやすい状態にすると、胃腸の負担を減らせます。

がんのリスクを減らす可能性も！ きのこは野菜とたっぷり食べる

きのこは、大型の子実体をつくる菌類の総称です。子実体とは、きのこの「傘」と「ひだ」の部分のこと。日本には、4000～5000種類のきのこが存在しているといわれ、国内で食用とされているのは100種類ほどです。スーパーなどでよく見るのはえのきたけ、しいたけ、ぶなしめじ、なめこ、エリンギ、マッシュルームあたりでしょうか。「日本食品標準成分表」では、きのこは野菜類ではなく「きのこ類」となっています。厚労省が掲げる1日350gの野菜にも、きのこはカウントされません。

しかし、きのこはからだにうれしい機能をたくさんもっています。エネルギーが低くて食物繊維が豊富なことはよく知られていますが、野菜・果物全般に多いカリウムや、魚介類や卵黄に多いビタミンDも比較的豊富です。ビタミンDは骨の形成に欠かせない栄養素なので、不足すると骨粗しょう症などのリスクが高まります。**血中のビタミンD濃度が高い人ほど、がんにかかりにくいという研究報告もあります**。

ほかにも、リラックス効果があるとされる機能性成分のGABAも含まれ、きのこに含まれるβ-グルカンは免疫細胞のはたらきを活性化させる作用が期待されています。

アメリカのペンシルベニア州立大学の研究によると、きのこの摂取量がもっとも多いグループは、もっとも少なく摂取したグループに比べてがん全体の発症リスクが34%も低かったそうです。また、がんの発生部位ごとに調べると、きのこの摂取量が多い女性は乳がんの発症リスクが35％低いことがわかりました。国立がん研究センターの研究では、肝臓がんや直腸がんの発症リスクとの関連が報告されています。

このようにさまざまな健康効果をもつきのこは野菜の一種と考え、積極的に食べたいものです。生の葉野菜にさっとソテーしたきのこを添えれば、デリ風のサラダになります。

また、きのこにはグアニル酸やグルタミン酸といったうまみ成分が含まれます。汁物や煮物にプラスすると、おいしいダシが出て味がワンランクアップします。

さらに、きのこは冷凍するとうま味が増すといわれています。お好みのきのこを保存袋に入れて冷凍しておくとさっと使えて便利です。ぜひ、積極的にご家庭の献立に加えてみましょう。

レシピ

きのことえびのアヒージョ

材料（2人分）

冷凍きのこミックス（しいたけ、エリンギ、しめじ）....適量
むきえび ....適量
にんにく 2コ
アンチョビ（フィレ）.. 1枚
オリーブ油...適量
バゲット ....適量

作り方

1 直径15センチほどの小さなフライパンに冷凍きのこミックス、皮つきのまま叩いてつぶしたにんにく、アンチョビを入れ、オリーブ油を回し入れる。オリーブ油はフライパンの底から3～5ミリ程度加える。
2 1を中火にかけ、油が煮立ってきたら火を弱め、きのこがしんなりしてきたらむきえびを加える。
3 5分ほど煮て火を止め、トーストしたバゲットを添える。

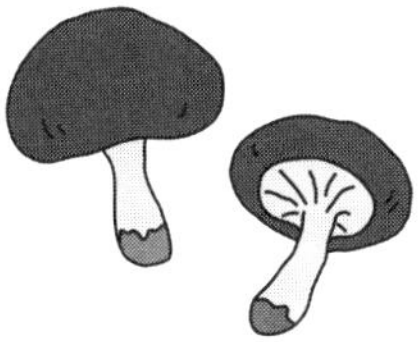

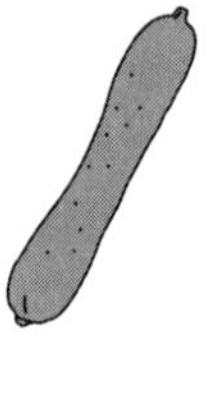

3章

栄養素がわかると野菜をもっと食べたくなる！

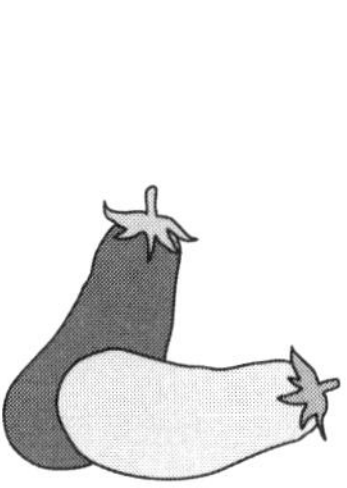

栄養素の吸収やはたらきをアップさせる〝黄金の組み合わせ〟

栄養素にも相性のよしあしがあるのをご存じですか？　相性のよい栄養素を組み合わせると栄養の吸収率がさらにアップし、とても効率的にからだにいい成分をとることができます。ここでは、特に相性がいい栄養素の組み合わせを紹介しますので、調理・食事する際の参考にしてください。

脂溶性ビタミン×油

すでにお話ししたように、ビタミンは水に溶ける水溶性ビタミンと、油に溶ける脂溶性ビタミンに分かれます。脂溶性ビタミンはビタミンA、ビタミンD、ビタミンE、ビタミンKの4種類で、それぞれ次の野菜に多く含まれます。

- **ビタミンAを多く含む野菜**――にんじん、モロヘイヤ、かぼちゃ、春菊、ほうれんそう
- **ビタミンDを多く含む野菜**――野菜にはあまり含まれませんが、きのこに多く含まれます。
- **ビタミンEを多く含む野菜**――かぼちゃ、モロヘイヤ、赤ピーマン、にら
- **ビタミンKを多く含む野菜**――ブロッコリー、こまつな、キャベツ、ほうれんそう、モロヘイヤ、にら

ビタミンA、ビタミンD、ビタミンE、ビタミンKを含む野菜を食べるときは、油で炒めたり、オリーブオイルやごま油をかけたり、ナッツとあえたりすると栄養素を効率よく摂取できます。

カルシウム×ビタミンD

カルシウムといえば歯や骨をつくるのに欠かせない栄養素ですが、からだの機能維持や調節にもかかわっています。ビタミンDが不足すると、腸管でのカルシウムの吸収と腎臓

でのカルシウム再吸収が低下し、カルシウムが不足します。そのため、**カルシウムの利用効率を最大限にするには、ビタミンDが不可欠**なのです。

カルシウムは乳製品や大豆製品に多く含まれますが、野菜であればこまつな、モロヘイヤなどの青菜の野菜、パセリ、しそなどの香味野菜、切り干しだいこんなどの乾燥野菜に多く含まれます。ビタミンDはさけやいわしなどの魚介類からの摂取がもっとも多くなっていますが、卵やきのこ類にも比較的多く含まれています。

そこでたとえば、こまつなやモロヘイヤでおひたしや炒め物をつくる際は、きのこをプラスするとカルシウムの吸収率がアップします。さけや卵と合わせて、チャーハンやホイル焼きなどにするのもおすすめです。

鉄×ビタミンC

鉄はへム鉄と非へム鉄の2種類に分けられます。へム鉄は肉類や肉類の内臓類、魚介類に、非へム鉄は豆類、野菜類、藻類などに含まれます。非へム鉄を含む野菜はほうれんそう、こまつな、サラダ菜、パセリ、えだまめなどです。

レシピ

ちゃんちゃん焼き

材料（2人分）

生さけ……2切れ
小松菜……1/3束
しいたけ……2コ
えのきたけ……1/5袋
玉ねぎ……1/2コ
バター……10グラム

〈ちゃんちゃん焼きのたれ〉

みそ……大さじ2
砂糖……大さじ1
みりん……大さじ1
酒……大さじ2
おろしにんにく……1かけ分

作り方

1 さけは塩（分量外）をふり、10分ほどおいて表面の水気を拭き取る。

2 小松菜はざく切りにする。しいたけは7ミリ幅に、えのきたけは半分に、玉ねぎは3ミリ幅に切る。

3 ちゃんちゃん焼きのたれの材料を混ぜ合わせる。

4 フライパンにバター5グラムを中火で熱し、皮目を上にしてさけを並べ入れる。

5 さけにこんがり焼き色がついたら裏返し、**2**の野菜をさけのまわりや上に入れ、**3**のたれを回しかける。中央にバター5グラムをのせ、フタをして蒸し焼きにする。

非ヘム鉄はヘム鉄に比べて体内での吸収率が低いため、これらの野菜をそのまま食べても鉄はあまり摂取できません。しかし、ビタミンCやたんぱく質などと組み合わせることで体内に吸収されやすくなります。

ビタミンCが多く含まれる野菜はパプリカ、芽キャベツ、ブロッコリー、ゴーヤなどです。鉄の摂取を目的にほうれんそう、こまつな、サラダ菜、パセリ、えだまめを食べるなら、ビタミンCが豊富な野菜や果物と組み合わせるのが正解です。特におすすめしたいのがパプリカ。ビタミンCは加熱すると失われやすい性質がありますが、パプリカは生でも食べやすい野菜です。

また、ビタミンCが豊富な食材といえば果物です。かんきつ類をサラダにプラスしたり、食後のデザートにしたりすれば、食事中にとった鉄の吸収率が上がります。なお、紅茶や緑茶、赤ワインなどに含まれるタンニンには、鉄の吸収を阻害するはたらきがあるため、鉄をとりたい場合、大量のお茶やワインを食事中や食後すぐにとるのは控えましょう。

レシピ

豚しゃぶサラダ

材料（2人分）

豚のしゃぶしゃぶ用肉………………………… 200グラム
ほうれんそう ……………………………………………… 2/3束
赤パプリカ…………………………………………………… 1/3コ
レモン汁 ………………………………………………大さじ1/2
ごまだれ（市販）……………………………………………適量

作り方

1 ほうれんそうはさっとゆでて水にとって水気をよく絞り、4センチ長さに切る。赤パプリカはごく薄切りにする。

2 鍋に湯を沸かして（ほうれんそうをゆでた鍋のお湯を使うと節水・省エネになります）弱火にし、豚肉をさっとゆでて、火が通ったらザルにとる。

3 皿にほうれんそうとパプリカをもりつけ、その上に豚肉をのせる。

4 ごまだれにレモン汁を加え、3に回しかける。

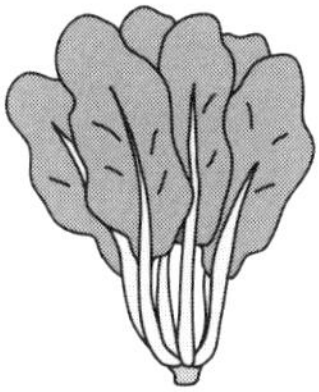

ビタミンC×ビタミンE

ほかの物質を酸化させる作用が非常に強い酸素を「活性酸素」といいます。この活性酸素が過剰に発生すると正常な細胞や遺伝子まで傷つけてしまい、老化や生活習慣病を引き起こします。

ビタミンCとビタミンEには、そんな活性酸素のはたらきを抑える作用があります。どちらも「抗酸化ビタミン」と呼ばれ、単体でも強い抗酸化作用を発揮しますが、ビタミンEの抗酸化作用はビタミンCによって維持されるため、一緒にとると効率がよいとされます。アンチエイジングや生活習慣病予防のために、ビタミンCとビタミンEを多く含む野菜・果物を一緒にとるように心がけましょう。

ビタミンEはいくつかの野菜にも含まれますが、代表的な摂取源は植物油です。ひまわり油や米油、べにばな油などに比較的多く含まれています。ほかにも、アーモンドなどの種実類にも含まれています。野菜サラダにナッツやオイルをプラスしたり、フルーツとナッツを間食に取り入れたりと、組み合わせのバラエティーはたくさんありそうですね。

レシピ

かぼちゃとアーモンドのサラダ

材料（2人分）

かぼちゃ………………150グラム
アーモンド………………10粒
マヨネーズ………………大さじ1
レモン汁………………大さじ1/2

作り方

1 かぼちゃは種とワタを取り除き、適当な大きさに切る。耐熱容器に入れてラップをし、電子レンジでやわらかくなるまで加熱する。

2 かぼちゃをフォークの裏などでつぶし、粗熱が取れたらマヨネーズとレモン汁を加えて混ぜる。

3 アーモンドは包丁で粗くきざみ、2に加えてさっくりと混ぜ合わせる。

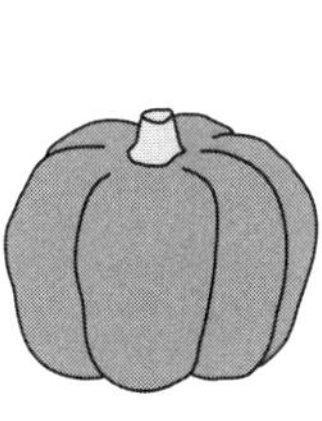

「生野菜サラダ×ノンオイルドレッシング」の意外な落とし穴

野菜をとると聞いて多くの人がまず思い浮かべるのは、生野菜サラダを食べることではないでしょうか。健康と美容のために、生野菜サラダにノンオイルドレッシングをかけて食べるのを習慣にしている人もいるかもしれません。

野菜を食べるよう心がけ、そのうえドレッシングによる脂質のとりすぎにも気を配っているのは、とてもすばらしいことです。ただ、生野菜サラダにノンオイルドレッシングという組み合わせには、意外な落とし穴があります。

まず、緑黄色野菜に含まれるβ-カロテンは脂溶性で、脂質と一緒にとることで吸収率がアップするという性質があります。つまり、**生野菜サラダ×ノンオイルドレッシングという組み合わせだと、β-カロテンを効率よく吸収できない可能性がある**のです。栄養素の摂取効率という観点では、パーフェクトな組み合わせとはいえません。

もう一つ、ノンオイルタイプのドレッシングを使うときに気をつけてほしいのが食塩のとりすぎです。通常の分離液状タイプとノンオイルタイプの和風ドレッシングの大さじ1杯あたりのエネルギー、脂質、食塩相当量は次の通りです。

- **和風ドレッシング　分離液状タイプ**（大さじ1）
  エネルギー　27kcal　脂質　2・2g　食塩相当量　0・5g
- **和風ドレッシング　ノンオイルタイプ**（大さじ1）
  エネルギー　12kcal　脂質　0g　食塩相当量1・1g

通常の分離液状タイプのドレッシングに比べると、ノンオイルタイプはエネルギーと脂質はたしかに少ないのですが、その分食塩相当量が多くなっています。

厚生労働省の「国民健康・栄養調査（令和元年）」によると、私たちは1日に摂取する食塩のうち、約67％をドレッシングをはじめとする調味料からとっています。**食塩の過剰摂取は生活習慣病のもと**です。野菜をおいしく、たくさん食べて健康維持をしようとしていても、食塩をとりすぎてからだを悪くしては元も子もありません。なるべく脂質をとりたくないという気持ちは理解できますが、ノンオイルタイプのドレッシングが必ずしも健康にベストな選択とはいえないことに注意してください。もちろん、ノンオイルドレッシングを使うことが悪いわけではなく、他の調味料と同様、かけすぎに注意すれば問題ありません。

生野菜は細胞壁を壊すつもりでよくかむ

生野菜サラダでいうと、もう一つ注意してほしいことがあります。食べ物に含まれる栄養素は、食べ物を構成する細胞のなかに閉じ込められています。肉や魚といった動物の細胞は、細胞膜に包まれています。

一方、野菜の細胞は細胞膜の外側にさらに細胞壁があります。しかも、この細胞壁は非常に強固で、生で食べた場合は細胞壁の一部しか破壊できず、なかの栄養素を効率よく摂取できません。**生野菜サラダばかりで野菜をとっていると、意外に栄養素がとれていない可能性もある**のです。

野菜の細胞壁を壊す方法は大きく二つあります。

一つは加熱です。野菜を加熱すると細胞壁がやわらかくなって壊れやすくなります。また、かさが減って量もたくさん食べることができます。

もう一つは破砕です。細かくきざんだりミキサーなどにかけたり、すりおろしたりすることで細胞壁を壊せます。生で食べる場合も、キャベツの千切りや玉ねぎのスライスのように細かくきざんで食べるようにすれば、野菜の栄養素をより効率よく摂取できます。食材を細かくきざんだチョップドサラダにすることもおすすめです。すりおろした人参やたまねぎなどでドレッシングを手づくりしてもいいでしょう。

そして、**野菜を食べるときはよくかむことが大切**です。よくかむと細胞壁の一部が壊れて栄養素を摂取しやすくなります。なにより、よくかむことでお腹がいっぱいになりやすく、食べすぎ防止にもつながります。

ドレッシングは「かける」ではなく「あえる」くらいで

サラダを食べ終わったとき、お皿の底にドレッシングがたっぷり残っていることがありませんか？　そんなときは、ドレッシングをムダに使っているだけでなく、エネルギーや脂質、食塩をとりすぎている可能性もあるので注意しましょう。

ここで、ドレッシング15g（約大さじ1）のエネルギー、脂質、食塩相当量をチェックしてみます。

•フレンチドレッシング

エネルギー　49kcal　脂質4・7g　食塩相当量0・9g

•サウザンドレッシング

エネルギー　59kcal　脂質5・9g　食塩相当量0・5g

●和風ドレッシング
エネルギー　27kcal　脂質2・2g　食塩相当量0・5g
●ごまドレッシング
エネルギー　60kcal　脂質5・7g　食塩相当量0・7g

エネルギー、脂質、食塩相当量が案外多いことに驚いた人もいるのではないでしょうか。サラダの量にもよりますが、ドレッシングの1回の使用量は大さじ1を目安にしましょう。市販のサラダに添付されている小袋入りのドレッシングは、大さじ1より多いものもあるので注意してください。

またドレッシングをサラダにかけるとドレッシングが全体にいきわたらず、つい多く使いがちです。でも、**あからじめドレッシングを野菜とあえておく**ことでドレッシングが全体にいきわたり、使いすぎを防げるうえに少ない量でも風味を感じやすくなります。あえるというひと手間は増えますが、ぜひ実践してみてください。

栄養素を丸ごと取り入れられる「蒸し野菜」のすすめ

水蒸気によって食品を加熱する蒸し料理は東アジアで発達しました。今から6000〜7000年前の新石器時代の中国では、すでに蒸すという調理法が行われていたといわれます。日本でも3世紀ごろには蒸し料理があったようです。

このように長い歴史をもつ蒸し料理にはさまざまなメリットがあり、特に野菜の調理にぴったりです。

まず、蒸し料理は安定した温度（約100℃）で食材を外側から均一に加熱するため、野菜の形を崩さず、なおかつ、みずみずしさとおいしさを保てます。調理法によってキャベツ、かぶの甘みの感じ方がどのように変わるのかを調べた国内の研究では、キャベツとかぶは、蒸すと甘みを強く感じる傾向があることがわかっています。野菜が苦手な人や子どもでも、蒸し野菜ならおいしく食べられるかもしれません。

油を使わずに調理できるのも蒸し料理のメリット。また、肉などは余分な脂を落とすことで脂質を抑えられるので、脂質や体重のコントロールが必要な人には特におすすめです。水がなくならない限りこげないので、調理中つきっきりで見ている必要もありません。

ただし、蒸し料理は蒸し器などが必要で、水が沸騰して蒸し上がるまでに時間がかかるのが難点です。そこでおすすめしたいのが、電子レンジを使った蒸し料理です。最近では、シリコン製スチーマーやジッパーつきバッグなどの電子レンジ用の調理器具が販売されていますが、こうした特別な調理器具がなくても大丈夫。耐熱皿に食材をのせ、水大さじ1程度をふりかけてふんわりとラップをして数分～数十分レンチンすれば、蒸し料理の完成です（水の分量と加熱時間は食材によって異なります）。

レンチンすることで、ビタミンの損失も防げます。じゃがいもを使って素材に含まれるビタミンCの残存率を調べた研究では、ゆでた場合のビタミンCは減少した一方で、電子レンジで加熱した場合は生との差はありませんでした。**電子レンジは素材に含まれている水分のみを利用し加熱するため、ビタミンCの流出が抑えられた**と考えられます。

また、基本的に蒸し器を使った蒸し料理は加熱中に味つけができませんが、電子レンジを使った「蒸し煮」や「蒸し焼き」などは、食材に味をしみこませることもできます。

いずれにしても、「蒸す」という調理法は、野菜ととても相性がよいといえます。じっくり時間をかけて外側から加熱し、食材のもつ本来の味を引き出す蒸し器での蒸し料理と、レンチンでの手軽な蒸し料理。好みに合わせて使い分けてください。

みそ汁やスープで野菜の栄養を丸ごといただく

水溶性ビタミンであるビタミンCを含む野菜をゆでたり煮たりすると、ビタミンCは煮汁に溶け出してしまいます。野菜のビタミンCの損失について調べた国内の研究によると、ゆでた水菜のビタミンC残存率は54％、キャベツは29％でした。なんとももったいないですね。

前項の蒸し料理以外にも、この〝もったいない〟を最小限にする方法があります。それは、ゆで汁も食べてしまうこと。研究によれば、ゆでた食材とゆで汁を合計したビタミンCの残存率は水菜で86％、キャベツで80％でした。**汁ごと食べれば、ビタミンCの損失を大きく抑えられるわけです**。

薬酸などのビタミンB群も水溶性ビタミンです。ビタミンB群とビタミンCが豊富なほうれんそうなどの緑の葉野菜やあさつきなどのねぎ、キャベツなどのその他の野菜は、汁ごと食べられるみそ汁やスープで摂取するのが賢い食べ方だといえるでしょう。

一度にたくさんの野菜をとれるのも、みそ汁やスープのメリットです。みそ汁やスープは、入れる野菜の種類が増えるほど深みと味わいが増します。肉や魚、卵を加えれば、たんぱく質もいっしょに摂取でき、コクやうま味が増します。具だくさんにして汁の量を減らすと、その分使用するみその量が減って、減塩にもなります。さまざまな食材からのうま味の相乗効果によって、薄味でもおいしくいただけるでしょう。

また、野菜に含まれる栄養素は細胞壁という固い壁に守られているため、生のままではからだに吸収されにくいことがあります。でも、**みそ汁やスープであれば煮込む過程で細**

胞壁がやわらかくなって栄養素を吸収しやすくなります。細胞壁は細かくきざんだりミキサーでつぶしたりしても壊せますが、煮込むほうが簡単です。

休みの日や時間があるときは、みそ汁やスープをぜひつくり置きしてみてください。忙しいときでも野菜不足を解消できて、重宝することうけあいです。みそ汁なら薬味を、スープならチーズやトマトをプラスすれば簡単に味変ができて、食べ飽きる心配もありません。ごはんやパスタを入れて、リゾットやスープパスタにリメイクするのもおすすめです。汁ごと食べられるという点では、ポタージュやシチュー、鍋物もおすすめです。ただし、市販の鍋用スープは食塩が多いので注意しましょう。素材から出るうま味を生かして鍋のスープを手づくりすれば、スープも安心して飲めて栄養素を余すことなく摂取できます。

レシピ

たらと野菜の具だくさんみそ汁

材料（2人分）

たら（生）……2切れ
キャベツ……2枚
長ねぎ……15センチ
ミニトマト……6コ
えのきたけ……1/2袋
みそ……適量

作り方

1 キャベツはざく切りにする。長ねぎは7ミリ幅の斜め切りにする。えのきたけは石づきを切り落とし、半分に切る。
2 鍋にたらとみそ以外の材料を入れて水をひたひたに注ぎ、中火にかける。
3 野菜がくたっとしたらたらを加え、たらに火が通ったら弱火にし、みそを溶き入れて火を止める。

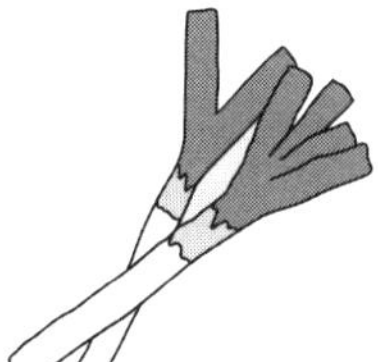

ピューレ状にしてリコピン・β-カロテンの吸収率アップ！

野菜の栄養素は細胞壁に守られていることは前項でお話ししましたが、細胞壁を壊すとどれだけ吸収率が高まるのでしょうか。

リコピンとβ-カロテンについて調べた海外の研究があります。

リコピンは、トマトに多く含まれる赤・オレンジ色の色素成分です。活性酸素を消去する作用があり、血中のLDL（悪玉）コレステロールを低下させる機能が報告されています。

ドイツのハインリッヒ・ハイネ大学の研究によると、新鮮な生のトマトとトマトペーストを15gのコーン油と一緒に摂取した場合、**トマトペーストのほうがリコピンの吸収率が3・8倍も高い**ことがわかりました。

また、β-カロテンは植物がもっているオレンジ色の色素成分です。抗酸化作用があり、体内ではビタミンAに変換されて目や皮膚、粘膜の健康に役立ちます。

にんじんにはこのβ-カロテンが多く含まれます。こちらも別の海外の研究から、ピューレにしたにんじんは、生のにんじんよりβ-カロテンの吸収率が1・5倍高いことが判明しています。トマトやにんじんを食べる際は、油と一緒に摂取したりミキサーなどで粉砕して細胞壁をあらかじめ壊しておいたりすれば、リコピンやβ-カロテンを効率よく摂取できます。

そうはいっても、トマトやにんじんを食べるたびにジュースやソースにするのはちょっと面倒かもしれません。そのような方は、トマトジュースやトマトの水煮缶など、市販の野菜加工品を活用するのも一案です。

ただし、すでにお話ししたように、市販の野菜ジュースは製造の過程で一部の栄養素が失われている可能性があります。また、トマトケチャップなどの調味料は食塩や砂糖などが添加されているものも多く、食塩や糖のとりすぎにつながるおそれもあります。

市販の野菜加工品は調理のひと手間が省けるというメリットがありますが、頼りすぎず、バランスよく使うようにしましょう。トマトなどは一度冷凍してから自然解凍して調理に使うと細胞壁が壊れてうま味も出やすくなり、調理の手間も省けます。

野菜や果物にもある「機能性表示食品」とは

「おなかの調子を整えます」「糖の吸収をおだやかにします」「骨の健康維持に役立つことが報告されています」など、食品の機能を謳った食品をよく見かけます。健康の維持・増進に役立つ機能性を表示できる機能性表示食品の制度は2015年にスタートしました。似たような制度としては「特定保健用食品（トクホ）」もあります。

ここで少し、機能性表示食品とトクホの違いをおさらいしておきましょう。

機能性表示食品もトクホも、表示される機能性は科学的根拠に基づいたものです。そのうえでトクホは、食品ごとに有効性や安全性について国の審査を受け、許可を得ています。つまりトクホは国のお墨つきだといえます。一方の機能性表示食品には、国による審査がありません。食品メーカーは、国の定めるルールに基づき、自らの責任において科学的根拠をもとに適正な表示を行います。

またトクホの場合、生鮮食品は対象外ですが、機能性表示食品は一部例外があるとはいえ、生鮮食品も含めたすべての食品が対象となります。国の審査の有無、対象となる食品に縛りがあるかどうか。この2点が機能性表示食品とトクホの大きな違いです。

機能性表示食品はサプリメントや飲料のイメージが強いかもしれませんが、すでに述べたように、野菜や果物などの生鮮食品も対象に含まれます。

では、どんな野菜や果物が機能性表示食品となっており、それぞれどんな機能性が認められているのでしょうか。いくつか紹介していきます。

トマト（GABA）――血圧降下やストレス緩和

GABAには血圧を下げる機能があることが報告されています。また、仕事や勉強による一時的な精神的ストレスを緩和する機能があることも報告されています。

たまねぎ（ケルセチン）――高齢者のメンタルケア

健常な高齢者でも加齢によって気分が落ち込んでしまうことがありますが、たまねぎに含まれるケルセチンには、積極的な気分の維持に役立つ機能があると報告されています。

ブロッコリースプラウト（スルフォラファングルコシノレート）——**肝機能の維持**

ブロッコリースプラウトに含まれるスルフォラファングルコシノレートを24㎎／日摂取すると、中高年世代の方の健常域でやや高めの血中肝機能酵素（ＡＬＴ）値を低下させる機能が報告されています。

ほうれんそう（ルテイン）——**網膜色素を増加させる**

ルテインは、光による刺激から目を保護するとされる網膜（黄斑部）色素を増加させることが報告されています。

もやし（大豆イソフラボン）——**骨の成分を維持する**

大豆イソフラボンには、骨の成分の維持に役立つ機能があることが報告されています。

うんしゅうみかん（**β-クリプトキサンチン**）――**骨の健康維持**

β-クリプトキサンチンは骨代謝のはたらきを助けることにより、骨の健康維持に役立つことが報告されています。

りんご（**リンゴ由来プロシアニジン**）――**内臓脂肪の減少効果**

リンゴ由来プロシアニジンには、内臓脂肪を減らす機能があることが報告されています。

ここに挙げた野菜、果物の機能性表示食品をスーパーなどで見かけたことがあるかもしれません。ご自身の気になる効果があったら、日々の食事に取り入れてみてください（ただし、たとえばすべてのトマトが機能性表示食品だということではありません。商品ごとの届け出制になっており、機能性関与成分の均一性を保つ品質管理体制などの報告も義務づけられています）。

機能性表示食品は、たくさん摂取すればそれだけ効果が期待できるというわけではありません。また、疾病の診断、治療、予防を目的としたものではないので、疾病のある方、薬を服用されている方は、自己判断で服薬を中止せず、必ず医師、薬剤師に相談が必要です。また、商品のパッケージには「食生活は、主食、主菜、副菜を基本に、食事のバランスを」と記載があります。

野菜や果物という生鮮食品とはいえ、過剰な摂取は食事のバランスを崩したり、健康に悪影響をおよぼしたりする可能性もあります。パッケージに表示されている1日あたりの摂取目安量、摂取方法、注意事項をよく読むようにしましょう。

かぼちゃ、にんじんなどの根菜類にある見逃せないメリット

最近は「糖質オフ」「糖質制限」というワードが定着し、糖質が高い食べ物が敬遠されるようになってきました。野菜であれば、ごぼう、れんこん、にんじんなどの根菜類は糖質が多い傾向があり、避けたほうがよいという意見も散見されます。そのため、野菜はも

レシピ

根菜と牛肉の甘辛炒め

材料（２人分）

牛肉の切り落とし……150グラム
ごぼう……1/2本
にんじん……５センチ
ごま油……大さじ１
しょうゆ……大さじ１
みりん……大さじ１

作り方

1 ごぼうは泥をよく水で洗って落とし、斜め薄切りにする。にんじんは縦半分に切って薄切りにする。
2 フライパンにごま油を熱し、ごぼうとにんじんを入れて１分ほど炒める。
3 牛肉を加えて炒め合わせ、牛肉に火が通ったら、しょうゆ、みりんを加えて炒め合わせる。

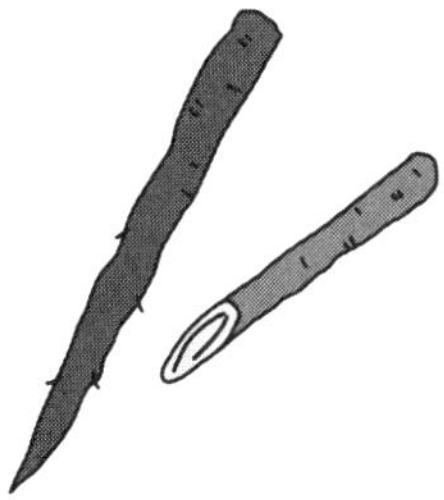

っぱらキャベツ、レタス、はくさいなど、糖質が少ないとされる葉物野菜ばかりを食べている人も多いのではないでしょうか。

また、葉物野菜の多くは生で食べられるのに対して、根菜類は加熱調理が必要なものが多く、食べるのにひと手間かかります。このひと手間も、根菜類の人気が低迷している理由かもしれません。

すでにお話ししたように、どの食品も必要以上にとりすぎるとエネルギー摂取量が過多となり、高血糖や肥満の一因になります。根菜類には糖質が含まれますが、食物繊維も豊富です。

たとえば、可食部100gあたりの食物繊維はごぼう、にんじんがそれぞれ5・7g、2・8gなのに対して、キャベツとレタスの食物繊維はそれぞれ1・8g、1・1gです。葉物野菜は加熱調理をすればかさが減るので量がとれます。とはいえ、キャベツだけでゴボウと同じ量をとろうとすると、3倍の量を食べなければならないので大変です。**効率よく食物繊維がとれるという根菜類のメリット**にもっと目を向けて、普段の食事にどんどん取り入れていきましょう。

なお、糖質が多い野菜は根菜類だけではありません。とうもろこしやえだまめにも糖質が多く含まれます。その一方で、どちらも食物繊維やビタミンB群も多く含まれます。えだまめは、さらにたんぱく質やビタミンCも含みます。つまり、糖質の量だけで一部の野菜を切り捨てるのは、とてももったいない。大切なのは、いろいろな種類の野菜をたっぷり食べることなのです。

糖質が多い野菜も、そうでない野菜も、日々の食事にうまく取り入れてバランスよく食べましょう。

ブロッコリーが指定野菜になったもっともな理由

農林水産省が2026年度からブロッコリーを指定野菜に追加すると発表しました。このニュースで、指定野菜という単語をはじめて聞いたという人も多いでしょう。

指定野菜とは、消費量が多い、または多くなることが見込まれ、生活上の重要性が高いと国が認めた野菜です。指定野菜になると、生産過剰などで価格が大きく下がった際は生産者に手厚い補助金が支払われるので、安定して供給できるというメリットがあります。

2024年時点の指定野菜はキャベツ、きゅうり、さといも、だいこん、トマト、なす、にんじん、ねぎ、はくさい、ピーマン、レタス、たまねぎ、じゃがいも、ほうれんそうの14品目で、新しい野菜が加わるのは1974年のじゃがいも以来です。なお、「日本食品標準成分表」でさといも、じゃがいもは「いも及びでん粉類」に分類されますが、農林水産省は「野菜」に分類しています。

ちなみに、特定野菜というものも存在します。特定野菜は指定野菜に準ずる野菜で、現在はブロッコリーをはじめとする35品目が選ばれています。特定野菜も、価格が大きく下がった際には生産者に補助金が支払われます。

からだに大切な栄養素がたくさん

ブロッコリーは明治時代に導入され、１９６０〜１９７０年代に普及しました。現代の食卓ではおなじみの野菜といえるでしょう。それがなぜ、このタイミングで指定野菜への昇格が決まったのか。

その理由は近年の消費拡大にあります。野菜全体の出荷量が減るなか、２０２２年のブロッコリーの出荷量は15万７１００トンで、２０１２年の12万２５００トンから約30％増加しているのです。

ブロッコリーはβ‐カロテンが豊富な緑黄色野菜の一つですが、食物繊維も豊富で、そのほかにもカリウムなどのミネラルや、ビタミンC、ビタミンE、ビタミンKなどのビタミンが含まれています。また、たんぱく質も野菜のなかでは多いほうです。欧米では、その形から「栄養宝石の冠（Crown of Jewel Nutrition）」と呼ばれています。

栄養価にすぐれたブロッコリーを安定的に食べられるようになることは、私たち消費者にとっては大きなメリットといえるでしょう。

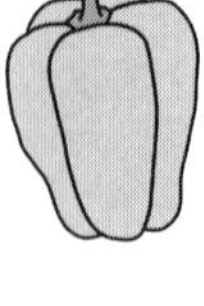

4章

たくさんとっても栄養になってない!? NGな野菜の食べ方

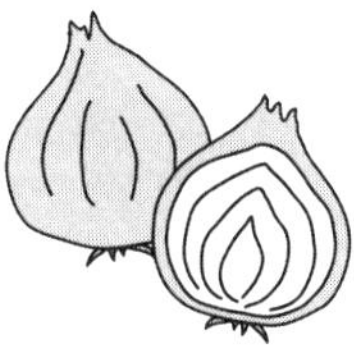

スムージーや野菜ジュースが野菜の代わりにならない理由

野菜不足を少しでも解消しようと、市販の野菜ジュースやスムージーを日常的に飲んでいる人も多いのではないでしょうか。

そこで質問。野菜ジュースやスムージーは、野菜の代わりになると思いますか？

たしかに、野菜ジュースやスムージーは野菜を粉砕してつくられるものなので、日ごろ野菜がとれていないと感じている人が思わず手にとるのもわかります。

ただし、市販の野菜ジュースの製造工程では、口あたりをよくする目的で食物繊維が取り除かれます。また、濃縮還元された野菜汁や果汁などを使うことが多いので、その過程で食物繊維やビタミンなどが損失しています。

これまでお話ししてきたように、野菜は血糖値の急上昇を抑えます。その効果が作用するのは食物繊維のおかげです。また、食物繊維が豊富な野菜はよくかむ必要があるため、早食いをせずにすみ、満腹感を得られやすくなります。こうした**食物繊維がもたらす健康効果は、野菜ジュースやスムージーにはあまり期待できません。**

野菜がもつビタミンやミネラルにも、製造および保存の過程で損失がおきていると考えられます。冷蔵庫で保存した野菜のビタミンが、4日後には約70％も減少していることはすでにお伝えしました。

加えて、野菜ジュースやスムージーは砂糖や濃縮還元果汁、食塩などで味が整えられたものもあります。また、糖質は液体でとると血糖値が上がりやすいため、食物繊維が取り除かれた野菜ジュースやスムージーを飲むと、血糖値が急激に上がる可能性があります。

つまり、先ほどの質問の答えは、「野菜ジュースやスムージーは、野菜の代わりにはならない」となります。

どうしても必要なときの上手な選び方

だからといって、野菜ジュースやスムージーを完全に否定することはできません。製造過程で食材の細胞が破壊されている野菜ジュースやスムージーは、栄養素を吸収しやすくなっているというメリットがあります。また、β-カロテンなど製造過程での損失が少ない栄養素もあります。そのため、抗酸化作用や機能性成分の供給源としても期待できます。大切なのは目的に合わせて取り入れることです。

野菜ジュースやスムージーを上手に取り入れるポイントは二つあります。

まず重要なのは、飲みすぎないようにすることです。調理も咀しゃくも必要なく、味も調整されている野菜ジュースやスムージーは、飲みすぎると前述の通りエネルギーや糖質をとりすぎてしまうおそれがあります。健康のために飲んでいるのに、飲みすぎて健康を損なってしまえば本末転倒です。**野菜ジュースやスムージーは、野菜不足がどうしても避けられないときの非常用**と考えてください。

そして、野菜ジュースやスムージーを購入する際は、食塩や果汁、砂糖などがなるべく添加されていない、野菜のみのものを選ぶことをおすすめします。

スーパーのお惣菜は「超加工食品」。頼りすぎるのは禁物

スーパーやコンビニでは多種多様なお惣菜が販売されています。野菜不足が気になるときは、おひたしやごま和えなどの野菜を使ったお惣菜をうまく利用するのも〝あり〟です。ただし、お惣菜に頼りきりになるのはおすすめしません。**お惣菜は超加工食品に分類され、近年、健康リスクが指摘されている**からです。

超加工食品（Ultra-processed foods：UPF）とはブラジルの研究者が提唱した概念で、食品を加工の程度によって4段階に分類します。卵や生鮮食品、生鮮食品を冷凍した食品は「無」加工食品、卵白や調理油や砂糖、無添加ヨーグルト、精製粉でつくられたパスタなどは「低」加工食品、甘味料や香料を添加した果物ジュース・野菜ジュース・ヨーグルト、そのまま食べられるシリアルなどは「中」加工食品です。

「超」加工食品は加工の度合いがもっとも高く、ソーセージ、菓子パン、ポテトチップス

などのスナック類、アイスクリーム、清涼飲料水などが該当します。スーパーやコンビニで売られているお惣菜などの調理ずみ食品のように、家庭外で調理された料理も超加工食品に分類されます。

一見、家庭で手作りした料理と変わらなくても、業務用にあらかじめ加工された材料を使っていたり、たれやドレッシングなどの複合調味料を使って味つけされていたりするため、野菜のお惣菜でも「超」加工食品に分類されるのです。

メリットとデメリットを見きわめる

東京大学の研究グループによると、1日の総エネルギー摂取量に対して超加工食品が占める割合は、超加工食品をより多く見積もった場合（すべて超加工食品と分類する場合）では42・4％、超加工食品をより少なく見積もった場合（料理に含まれる各食材を加工レベル別に分類する場合）は27・9％でした。アメリカやイギリス、カナダに比べると低い数字ですが、日本の食生活にも超加工食品がしっかり根づいているようです。

一方、女子栄養大学の研究によると、超加工食品が食事を占める割合が高い人は低い人に比べて総エネルギー摂取量が多く、ビタミンA、ビタミンB群、ビタミンC、マグネシウムなどの栄養素は不足するリスクが高いことも報告されています。さらに、摂取割合がもっとも高い人では、低い人に比べて肥満になるリスクが4・5倍高いことが示されています。

超加工食品には、調理をしなくても空腹を満たせる、生鮮食品に比べて安定的に供給される、栄養成分表示で栄養成分を確認できるなどのメリットがあります。一方で、脂質や食塩が多いのに対してたんぱく質や食物繊維、ビタミン、ミネラルが少ない傾向があり、心疾患、脳卒中、がん、肥満、糖尿病などとの関連が示唆されています。

超加工食品はそのメリットとデメリットを天びんにかけながら、上手に利用することをおすすめします。

使い切れなかった野菜を冷凍するときはここに注意

野菜をまとめ買いしたものの使い切れそうにないときは、冷凍保存をするのがおすすめです。野菜を上手に冷凍するコツを三つ紹介しましょう。

下処理をして色や食感をキープする

新鮮なうちに下ゆでし、小分けにしてから冷凍すると色や食感を保てます。ほうれんそうや小松菜などの青菜は下ゆでして、水けをしっかり切りましょう。その後、食べやすい大きさに切って冷凍します。ブロッコリーなどは下ゆでせず、そのまま食べやすい大きさに切って冷凍します。下ゆでしたものを自然解凍すると水っぽくなるからです。いずれも凍ったままスープに入れたり、炒めたり、電子レンジで蒸したりして使いましょう。

実はきのこも冷凍するとうまみが増すので、冷凍保存をおすすめします。石づきを除いて食べやすい大きさに切ったら、そのまま冷凍しましょう。複数の種類のきのこを組み合わせて、「きのこミックス」をつくっておくのもよいでしょう。

冷凍に不向きな野菜を見きわめる

レタスやトマト、だいこんなどの水分が多い野菜は、冷凍すると味や食感が大きく損なわれます。ただし、細胞壁が壊されて栄養素がとりやすくなるというメリットもあるので、スープなどに用いる場合にはトマトなどを一度冷凍してから使ってもよいでしょう。

きゅうりも水分が多い野菜ですが、塩もみして薄切りにしてから洗い、水けをしぼってから冷凍すれば問題なく食べられます。

また、にんじんやごぼうなどの食物繊維が多い野菜は、冷凍するとすじっぽさが強調されてしまいます。あらかじめ使いやすい大きさにカットしてから冷凍し、そのまま汁物や煮物などのじっくり加熱する料理に用いるとよいでしょう。

冷凍はスピード勝負と心得る

冷凍に時間がかかると、野菜の栄養や風味が損なわれます。食材はできるだけ薄く、平らになるように並べ、冷凍にかかる時間を短縮しましょう。熱伝導のよい金属製のバットの上に置くと、冷凍スピードがアップします。

なお、自分で冷凍した野菜は3週間を目安に使い切りましょう。調理の際は、市販の冷凍野菜と同様に凍ったまま使ってください。

「ビタミンCをたっぷりとって風邪予防」は俗説

「ビタミンCをたっぷりとると風邪の予防になる」といわれますが、この話には元ネタがあります。

アメリカの化学者ライナス・ポーリング博士は、1970年に『ビタミンCと風邪』という本を出版し、「ビタミンCを大量に飲めば風邪を予防できる」「ビタミンCを大量に飲んでいれば、風邪を引いても回復が早い」と主張しました。これが、「ビタミンCをたっぷりとると風邪の予防になる」という説の元ネタです。

ノーベル賞を2度も受賞したポーリング博士の著作とあって同書は世界じゅうの注目を集め、多くの研究者がポーリング博士の主張を検証しました。すると、ポーリング博士の主張を裏づける結果が得られる一方で、ビタミンCに風邪を予防する効果はないという発表も数多くなされ、事態は長らく混迷をきわめました。

ビタミンCは風邪を予防するのかしないのか。この論争に終止符が打たれたのはわりと最近で、2013年に過去70年におよぶ研究を再検討した論文が発表されたのです。

その論文によると、ビタミンCが風邪を予防する効果は、プラセボ（偽薬）を服用して風邪を引く確率を1とした場合、0・97でした。つまり、ビタミンCを摂取したほうが、なにもしないより3％だけ風邪を引く可能性が低くなるというわけです。これにより、**ビ**

タミンCには風邪を防ぐ効果はほとんどないと結論づけられました。

ただ、ビタミンCが風邪に対してまったく効果がないかというと、そうともいえないようです。前述の3％という数字は一般市民の場合です。マラソン選手やスキー選手など、強い運動負荷がかかった状態で行われた研究では、ビタミンCを摂取するとプラセボ（偽薬）を服用した場合より風邪を引く確率は0・48、つまり半減するというものでした。

野菜や果物はビタミンCの宝庫

ビタミンCは、皮膚や細胞の材料であるコラーゲンの合成に不可欠な栄養素です。毛細血管や骨、歯などを正常に保つ、日焼けを防ぐ、免疫力を高めるなどの作用もあります。また、その強い抗酸化作用から、がんや動脈硬化の予防効果が期待されています。

厚生労働省は「日本人の食事摂取基準（2025年版）」で1日あたりのビタミンC推奨量を15歳以上で100mgと定めていますが、「国民健康・栄養調査（令和4年）」によると、20歳以上男女が1日に摂取しているビタミンCは98・0mgとわずかに足りません。

野菜・果物はビタミンCの宝庫です。野菜をあと一皿、あるいは果物をあと1個食べて、

1日あたり100㎎のビタミンCを摂取するよう心がけましょう。

なお、喫煙者は非喫煙者に比べてビタミンCの消耗が大きいので、さらに多くとる必要があります。他人の吸うたばこの煙をあびる受動喫煙者も同様です。健康のためには禁煙に取り組んだり、受動喫煙を避けたりすることが重要ですが、すぐに実践できない場合はビタミンCを多めにとるようにしましょう。

さらに肥満で糖尿病の方、またその予備軍の方は、糖尿病がない方に比べて代謝異常が亢進し、血中のビタミンC濃度が低下していたという報告があります。ビタミンCは体内で合成されないため、こうした方は適量の野菜・果物を積極的に食べて、食物繊維だけでなくビタミンCをとるようにしましょう。

「野菜を塩ゆでするると色鮮やか」は気のせいだった

「野菜をゆでるときはお湯に塩を入れましょう」

そう習った人も多いのではないでしょうか。雑誌やインターネットのレシピも、野菜をゆでる際には塩を入れるよう指示しているものが多い印象です。

野菜をゆでる際に塩を入れるのには、次のような目的があります。

①塩味をつける

ゆでる段階で野菜に下味として塩味をつけておくことで、野菜の甘みが引き立ったり、えぐみなどが抑えられたりします。

②やわらかくする

塩を加えてゆでると、野菜の細胞同士をくっつけているペクチン質が塩に含まれるナトリウムイオンと結合し、やわらかく仕上がるといわれています。

③色を保つ

緑色の野菜には、クロロフィルという色素がたくさん含まれます。クロロフィルは加熱に弱く、長時間加熱されると褐色に変化します。緑色の野菜をゆですぎると色があせるのはこのためです。しかし、塩を加えてゆでるとクロロフィルが安定し、色のあざやかさを保てるとされています。なお、色を保つには食塩濃度を1～2％にする必要があり、ゆでたらすぐに冷やすことも大切だといわれます。

野菜をゆでる際に塩を入れると、味もテクスチャー（食感）も色もよくなる。これは、料理の世界では常識とされてきました。でも、その常識は科学的根拠に基づいているのでしょうか。ほうれんそうのゆで方と、味、テクスチャー、色の関係について調べた国内の研究があります。研究グループは、食塩濃度０％、０・25％、０・５％、１％、２％、４

%という6段階のお湯でほうれんそうを2分30秒ゆで、流水に3分さらしたのち、味ややわらかさ、色にどのような違いが出るかを調べました。その結果をまとめると次のようになります。

味

ゆで湯の食塩濃度が0・25〜0・5%の範囲では、官能評価（人の五感で対象を測定する方法）で「塩みが適度で甘みが感じられ、あくも緩和された」との評価が得られました。

やわらかさ

ゆで湯の食塩濃度0〜2・0%の範囲では、濃度が高くなるにしたがってやわらかくなる傾向が認められました。官能評価においては、食塩濃度2・0%以上はやわらかくなりすぎて好まれませんでした。

色

デジタル測色色差計を使って調べたところ、食塩濃度が高いほうが色が暗くなる（濃くなる）傾向が見られたものの、食塩濃度0〜2・0％の範囲では違いがありませんでした。また、官能評価でも明らかな差は見られませんでした。

色についての結果を読んで驚いた人も多いでしょう。官能評価で明らかな差が見られなかったということは、一般の人がひと目でわかるような違いはなかったということです。研究グループは、ほうれんそうをゆでる際のお湯の食塩濃度について、「味およびテクスチャーの点から0・25〜0・5％とするのが望ましく、色については効果が期待できないと考えられる」とコメントしています。

すべての野菜で同じ結果になるとは限りませんが、この結果を見る限り、**家庭料理であれば、ゆでる際に塩を加えなくてもよさそう**です。

発酵食品で健康にいい「漬け物」。でも食べすぎには注意

日本における漬け物の歴史は古く、縄文時代にはすでに野菜の皮を塩漬けにしたものが存在していたそうです。その後、平安時代には現在の漬け物の大半が完成していたとされます。漬け物は1000年以上の歴史をもつ日本の伝統食です。

また、全国にご当地漬け物があり、一説によるとその数は600種類を超えるとか。近年は、下漬けやかき混ぜる手間がいらないぬか漬けキットも人気です。

昔も今も日本の食卓に欠かせない漬け物は、風味だけでなく栄養価もすぐれています。たとえば野菜の漬け物には、食物繊維をはじめビタミン、ミネラルが豊富に含まれます。また、ポリフェノールやGABAなどの機能性成分も含まれているのです。さらに、すぐき漬けやしば漬け、ぬか漬けなどの発酵漬け物には乳酸菌が含まれているので、腸活食材としても注目されています。

漬け物は製造過程で水分などが抜けてかさが減ります。はくさいの浅漬けやはくさいのキムチなら35g、たくあん（干しだいこんの古漬け）なら28g、福神漬けなら33・6gが生野菜70gに相当します。ふだんの食事に漬け物を1品プラスすれば、目標量350gを達成できるかもしれません。細かくきざんで調味料代わりにチャーハンに加えたり、サラダやゆでた野菜などとあえたりと、アイデア次第でいろいろな使い方ができるのも漬け物の魅力です。**生野菜より保存期間が長く、おかずがあと一品ほしいときに調理せずに出せるのも便利**です。

このように、さまざまなメリットがある漬け物ですが、食べすぎは禁物です。漬け物には血圧を上げる作用のあるナトリウムが多く含まれています。近年は低塩化が進んでいるとはいえ、多くの食塩が含まれることは間違いないのです。

前述したはくさいの浅漬け35gの食塩相当量は0・8g、はくさいのキムチ35gの食塩相当量は1・1g、たくあん28gの食塩相当量は1・0g、福神漬け33・6gの食塩相当量は1・1gです。1日あたりの食塩相当量の目安は15歳以上の男性で7・5g未満、12歳以上の女性で6・5g未満です。1食あたりにすると、漬物だけでその半分をとることになります。三度の食事のたびに漬け物を食べたり、漬け物を一度にたくさん食べたりすると、食塩のとりすぎで生活習慣病のリスクが高まるおそれがあります。

食塩の過剰摂取にならないよう注意しながら、漬け物で上手に野菜不足を解消しましょう。

一見からだによさそうな「ざるそばに野菜の天ぷら」の落とし穴

ごはんやパン、めん類といった主食のなかでも、そばは特にヘルシーなイメージが強いようです。ダイエット目的でそばを食べているという人もいるかもしれません。でも、実際のところはどうなのでしょうか。

ごはんとそばを比べてみます。ゆでそば100gのエネルギーは130kcalで糖質は23・1

gです。一方、ごはん100gのエネルギーは156kcalで糖質は35・6gと、それほど差がないことがわかります。

栄養価についてはどうでしょうか。たんぱく質はそばが4・8gなのに対して、ごはんは2・5gです。食物繊維はそばが2・9g、ごはんが1・5gです。ゆでうどんのたんぱく質は2・6g、食物繊維は1・3gなので、そばは、ごはんやうどんよりも比較的栄養価が高いといえそうです。けれど、トータルでみれば、**そばがほかの主食にくらべてずば抜けてヘルシーなわけではない**のです。

また、そばを食べるときは、一緒に天ぷらを食べる方も多いのではないでしょうか。「野菜やいも、きのこなどの天ぷらを選べば、栄養のバランスがよくなってさらにヘルシーなはず」と思っている人もいるかもしれません。でも、ちょっと待ってください。

野菜の天ぷらはたしかに「野菜」ですが、揚げることで食材の水分は油に置き換わります。また、水分の多い食材ほど油を吸い込みます。さらに、天ぷらやフライなど、衣をつけて揚げると衣に油が吸着します。

野菜の天ぷらでおなじみのなすは93・2%が水分。つまり、**なすの天ぷらを食べるとい**

うことは、油を食べているようなものです。たとえば、なす1切れ（10g）に衣をつけて天ぷらにすると、エネルギーは2kcalから28kcalに増えます。ニンジンとごぼうのかき揚げ（10g）は、生の材料では5kcalですが、かき揚げになると117kcalです。脂質はからだの重要なエネルギー源ではありますが、とりすぎるとエネルギー過多となり体重の増加につながります。減量を目的としているのなら、そばに野菜の天ぷらという組み合わせは、あまりおすすめできないのです。

そばをメインに栄養バランスのよい食事をしたいなら、納豆おろしそばや、とろろ月見そばなどがおすすめです。納豆や卵からはたんぱく質が、だいこんおろしやとろろからはビタミンや食物繊維がとれます。ちなみに、とろろいもは水溶性食物繊維が豊富ですが、「いも及びでん粉類」のため、さらに野菜の小鉢を追加するといいでしょう。外食で小鉢をつけるのが難しい場合は、残りの2食で野菜をしっかり補うようにして、1日のトータルで栄養バランスが整うよう心がけてください。

流行りの「プラントベースフード」を食べても野菜はとれない

「プラントベース」という言葉を聞いたことはありますか?

プラントベースとは、「植物」を意味する英語の「プラント(Plant)」と、「由来」を意味する英語の「ベース(based)」を組み合わせた言葉です。プラントベースフードとも呼ばれ、一般には、植物由来の原料を加工して肉や魚、ミルク、バター、チーズといった動物性食品に似せて製造した食品を指します。

プラントベースフードはダイエットや体調管理の方法として、また、環境負荷の少ないサステナブルな食の選択肢として、日本はもとより海外でも流行しています。

「植物由来」と聞いて、「野菜をたっぷりとれそう」と思った人がいるかもしれません。このプラントベースフードを中心とした食事に切り替えれば、野菜不足を解消できるのでしょうか。

代表的なプラントベースフードの一つに大豆ミートがあります。その名の通り、ミート（肉）のような大豆食品です。このほか、小麦たんぱく（グルテン）からつくられたグルテンミート、アーモンドからつくられたアーモンドミルク、お米からつくられたライスミルク、オーツ麦や大豆、ひよこ豆からつくられたチーズ、こんにゃくを主原料とした魚の切り身、緑豆や大豆、ひよこ豆を主原料とした卵など、さまざまなプラントベースフードが開発・販売されています。

「日本食品標準成分表」では、大豆やひよこ豆、緑豆は「豆類」、オーツ麦は米や麦と同じ「穀類」に分類されています。アーモンドは「種実類《しゅじつるい》」、こんにゃくは「いも及びでん粉類」です。つまり、どれも分類上は野菜ではなく、「プラントベースフードを食べている」＝「野菜をとっている」とはいえないのです。

野菜由来のプラントベースフードであれば、野菜不足の解消に役立つかもしれません。ただ、プラントベースフードは加工食品です。原料となる野菜がもつ栄養素を、加工後もそのままとれるとは限りません。また、**プラントベースフードを使ったハンバーガーやミートソースなどは超加工食品**です。とり方によっては健康を害する可能性もあります。野菜を食べるという選択も、プラントベースフード同様にサステナブルな食の取り組みの一つです。けれど、野菜をプラントベースフードに置き換えることはできないといえるでしょう。

野菜と果物たっぷりの食生活は持続可能で健康な食事

最近、ニュースなどで「ＳＤＧｓ」という言葉を見聞きする機会が増えました。ＳＤＧｓは「Sustainable Development Goals」の略で、日本語では「持続可能な開発目標」と訳されます。

私たちの食事もＳＤＧｓに深く関係しています。たとえば、食品ロスとなってしまった食材は多くの場合、焼却処分されます。水分を多く含む食品ロスの焼却は温室効果ガスの発生原因となり、地球温暖化、豪雨や砂漠化などの気候極端化、作物の収穫量や漁獲量の減少、食料価格の高騰などへとつながっていきます。

「なにを」「どのように食べるか」という、一人ひとりによる食の選択の積み重ねにより、社会や地球環境は大きく変わります。これからの時代に必要なのは、健康面だけでなく、環境面への配慮も兼ね備えた「持続可能な『健康な食事』」です。

実は、本書でおすすめしている野菜・果物をたっぷりとる食事は、「持続可能な『健康な食事』」そのものです。

ある商品やサービスが、温室効果ガスをどれだけ生み出しているのかを示す指標を「カーボンフットプリント」といいます。環境省の資料によると、日本人の食に関するカーボンフットプリントの割合は、肉類、穀類、乳製品、飲料、野菜、その他、魚介類、果物、卵、豆類の順に高くなっています。野菜と果物をしっかり食べるライフスタイルは、カーボンフットプリントが低い、ＳＤＧｓな食事といえるでしょう。

さらに野菜や果物を購入するときは、次のものを優先的に選ぶようにするとＳＤＧｓ度が高まります。

- 地元や近隣で生産されたもの
- 低農薬や有機栽培で生産されたもの
- 旬の食材
- 賞味期限が近いもの
- 過剰包装されていないもの
- 形が悪い規格外品

環境に配慮した食事というと、オーガニック野菜やサステナブル・シーフードのように、特別な認証を受けた農作物や水産物を食べることだと考える人がいるかもしれませんが、普段の食生活でも環境に配慮した食事は実践可能です。

たとえば、動物性たんぱく質は、植物性たんぱく質より温室効果ガスの排出量が多いという特徴があります。なかでも環境負荷が高いのが牛肉です。肉類を食べる際は牛肉より豚肉を、豚肉より鶏肉を選ぶと環境負荷が小さくなります。さばやイワシなど、近海でとれた魚なども、環境への負荷は小さくなります。

主菜の主材料のなかでもっとも環境負荷が小さいのが、わが国のプラントベースフードの代表格である大豆・大豆製品です。牛肉100%のハンバーグではなく豆腐ハンバーグを、牛すき煮ではなく肉豆腐を選ぶという具合に、複数の食材を組み合わせたおかずを選ぶようにすると温室効果ガスの排出量削減がかないます。毎食、毎日でなくてもいいのです。健康だけでなく環境にも優しい食の選択を、これからはじめてみませんか?

女子栄養大学では、持続可能な「健康な食事」を実践するためのガイドをインターネット上で公開しています。興味関心がある人はぜひご活用ください。

人と地球の未来をつくる「健康な食事」実践ガイド
https://llab.eiyo.ac.jp/shokuseitai/kenkounasyokuji/

- 水野時子, 山田幸二 (2011) 市販野菜ジュース類中の遊離アミノ酸組成. 日本食生活学会誌, 22(1), 53-57.

○P161 スーパーのお惣菜は「超加工食品」。頼りすぎるのは禁物

- 『栄養と料理・2024年6月号』(女子栄養大学出版部)
- Shinozaki N, Murakami K, Masayasu S, Sasaki S. (2023) Highly Processed Food Consumption and Its Association with Anthropometric, Sociodemographic, and Behavioral Characteristics in a Nationwide Sample of 2742 Japanese Adults: An Analysis Based on 8-Day Weighed Dietary Records. Nutrients, 15(5), 1295.
- 小岩井馨, 武見ゆかり, 林芙美, 緒方裕光, 坂口景子, 赤岩友紀, 嶋田雅子, 川畑輝子, 中村正和 (2021) 市町村国保の特定健診受診者におけるultra-processed foodsの利用と栄養素等摂取状況および肥満度との関連. 日本公衆衛生雑誌, 68(2), 105-117.

○P166「ビタミンCをたっぷりとって風邪予防」は俗説

- 『行動栄養学とはなにか？』(佐々木敏著／女子栄養大学出版部)
- Carr AC, Vlasiuk E, Zawari M, Lunt H. (2024) Understanding the additional impact of prediabetes and type 2 diabetes mellitus on vitamin C requirements in people living with obesity. Nutr Res, 130, 1-10.

○P170「野菜を塩ゆでするると色鮮やか」は気のせいだった

- 児玉ひろみ, 小川久恵 (2003) ホウレンソウの茹で湯に用いる食塩の効果. 日本食生活学会誌, 14(2), 134-138.

○P174 発酵食品で健康にいい「漬け物」。でも食べすぎには注意

- 農林水産省「漬物で野菜を食べよう！」
  https://www.maff.go.jp/j/press/nousan/ryutu/attach/pdf/230426-3.pdf

○P176 一見からだによさそうな「ざるそばに野菜の天ぷら」の落とし穴

- 『調理のためのベーシックデータ 第6版』(女子栄養大学調理学研究室・女子栄養大学短期大学部調理学研究室／監修)

○P181 野菜と果物たっぷりの食生活は持続可能で健康な食事

- 医薬基盤・健康・栄養研究所「持続可能で健康的な食事に関する指針」
  https://www.nibiohn.go.jp/eiken/center/sustainable_diets20220419.pdf
- 女子栄養大学食生態学研究室「人と地球の未来をつくる『健康な食事』実践ガイド」
  https://llab.eiyo.ac.jp/shokuseitai/kenkounasyokuji/
- 環境省「サステナブルな食に関する環境省の取組について」
  https://www.mhlw.go.jp/content/10904750/000760254.pdf
- 農林水産省「私たちと地球の未来につながる食生活４つのポイント」
  https://www.maff.go.jp/j/syokuiku/attach/pdf/kankyo-33.pdf

https://epi.ncc.go.jp/cgi-bin/cms/public/index.cgi/nccepi/can_prev/outcome/index

- Mori N, Shimazu T, Sasazuki S, Nozue M, Mutoh M, Sawada N, Iwasaki M, Yamaji T, Inoue M, Takachi R, Sunami A, Ishihara J, Sobue T, Tsugane S. (2017) Cruciferous Vegetable Intake Is Inversely Associated with Lung Cancer Risk among Current Nonsmoking Men in the Japan Public Health Center (JPHC) Study. J Nutr, 147(5), 841-849.

○ P118 がんのリスクを減らす可能性も！ きのこは野菜とたっぷり食べる

- Budhathoki S, Hidaka A, Yamaji T, Sawada N, Tanaka-Mizuno S, Kuchiba A, Charvat H, Goto A, Kojima S, Sudo N, Shimazu T, Sasazuki S, Inoue M, Tsugane S, Iwasaki M; Japan Public Health Center-based Prospective Study Group. (2018) Plasma 25-hydroxyvitamin D concentration and subsequent risk of total and site specific cancers in Japanese population: large case-cohort study within Japan Public Health Center-based Prospective Study cohort. BMJ, 360, k671.
- Ba DM, Ssentongo P, Beelman RB, Muscat J, Gao X, Richie JP. (2021) Higher Mushroom Consumption Is Associated with Lower Risk of Cancer: A Systematic Review and Meta-Analysis of Observational Studies. Adv Nutr, 12(5), 1691-1704.

3章

栄養素がわかると野菜をもっと食べたくなる！

○ P138 栄養素を丸ごと取り入れられる「蒸し野菜」のすすめ

- 井奥加奈 (2019-2021) 甘みを中心とした加熱野菜のおいしさの可視化に関する基礎的研究. 浦上食品・食文化振興財団　令和元年度(公財)浦上食品・食文化振興財団研究助成
- 荒井勝己, 泉澤有美, 北條勇平 (2018) じゃがいもの産地・品種および加熱法によるビタミンC含量の比較. 桐生大学紀要, 29, 111-113.

○ P140 みそ汁やスープで野菜の栄養を丸ごといただく

- 宮川久邇子, 西伸子 (1971) 電子レンジの調理科学的研究：蔬菜類のビタミンCの損失について. 大阪市立大学家政学部紀要, 18, 15-18.

○ P144 ピューレ状にしてリコピン・β-カロテンの吸収率アップ！

- Gartner C, Stahl W, Sies H. (1997) Lycopene is more bioavailable from tomato paste than from fresh tomatoes. Am J Clin Nutr, 166(1), 116-22.
- Livny O, Reifen R, Levy I, Madar Z, Faulks R, Southon S, Schwartz B. (2003) Beta-carotene bioavailability from differently processed carrot meals in human ileostomy volunteers. Eur J Nutr, 42(6), 338-345.

4章

たくさんとっても栄養になってない!? NGな野菜の食べ方

○ P158 スムージーや野菜ジュースが野菜の代わりにならない理由

Iwasaki M, Inoue M, Shoichiro T, Sawada N. (2022) Inverse Association between Fruit and Vegetable Intake and All-Cause Mortality: Japan Public Health Center-Based Prospective Study. J Nutr, 152(10), 2245-2254.

2章

知っていますか？ 野菜不足が引き起こすさまざまな不調

○P74 血糖値だけじゃない！「ベジファースト」の意外な効果

- 『行動栄養学とはなにか？』(佐々木敏著／女子栄養大学出版部)
- 足立区「あだちベジタベライフ10年の軌跡 ～そうだ、野菜を食べよう～」
  https://www.city.adachi.tokyo.jp/pickup/vegetabe10th.html

○P89 野菜・果物を毎日食べる人は認知症のリスクが下がる

- Kishida R, Yamagishi K, Iso H, Ishihara J, Yasuda N, Inoue M, Tsugane S, Sawada N; JPHC Study Group. (2024) Fruit and Vegetable Intake and Risk of Disabling Dementia: Japan Public Health Center Disabling Dementia Study. J Nutr. 154(6), 1842-1852.

○P102 1日200ｇの果物が高血圧や肥満のリスクを減らしてくれる

- うるおいのある食生活推進協議会「果物ではじめる健康生活　毎日くだもの200グラム！・数字で見るくだもの」
  http://www.kudamono200.or.jp/number/index.html

○P106 糖尿病の人も果物を避けなくていい！

- Schwingshackl L, Hoffmann G, Lampousi AM, Knuppel S, Iqbal K, Schwedhelm C, Bechthold A, Schlesinger S, Boeing H. (2017) Food groups and risk of type 2 diabetes mellitus: a systematic review and meta-analysis of prospective studies. Eur J Epidemiol, 32(5), 363-375.
- 日本糖尿病学会「健康食スタートブック」
  https://www.jds.or.jp/uploads/files/publications/kenkoshoku_startbook/kenkoshoku_startbook.pdf

○P110 がんのリスクを下げてくれる野菜と果物

- Shimazu T, Wakai K, Tamakoshi A, Tsuji I, Tanaka K, Matsuo K, Nagata C, Mizoue T, Inoue M, Tsugane S, Sasazuki S; Research Group for the Development and Evaluation of Cancer Prevention Strategies in Japan. (2014) Association of vegetable and fruit intake with gastric cancer risk among Japanese: a pooled analysis of four cohort studies. Ann Oncol, 25(6), 1228-1233.
- Yamaji T, Inoue M, Sasazuki S, Iwasaki M, Kurahashi N, Shimazu T, Tsugane S; Japan Public Health Center-based Prospective Study Group. (2008) Fruit and vegetable consumption and squamous cell carcinoma of the esophagus in Japan: the JPHC study. Int J Cancer, 123(8), 1935-1940.
- 国立がん研究センター「がん対策研究所　予防関連プロジェクト・エビデンスの評価」

○ P30 ほとんどの野菜は皮むき不要！ 時短なうえに栄養たっぷり

- 環境省「食品ロスポータルサイト」
  https://www.env.go.jp/recycle/foodloss/general.html
- 厚生労働省「政策について・残留農薬」
  https://www.mhlw.go.jp/stf/seisakunitsuite/bunya/kenkou_iryou/shokuhin/zanryu/faq.html
- 日本食品化学研究振興財団「農薬等の残留基準試験用検体」
  https://www.ffcr.or.jp/zanryu/positive/post-123.html
- Harvard Report on Cancer Prevention. Vol.1: Causes of human cancer. Cancer Causes Control (Suppl1) : S3-59, 1996.

○ P39「昔の野菜、旬の野菜、有機野菜は栄養価が高い」に根拠なし

- 辻村卓, 日笠志津, 根岸由紀子, 奥崎政美, 竹内周, 成田国寛 (2005) 栽培条件(有機栽培と慣行栽培)の違いによる野菜栄養成分の比較[I]. ビタミン, 79(10), 497-502.
- Thaise de Oliveira Faoro D, Artuzo FD, Rossi Borges JA, Foguesatto CR, Dewes H, Talamini E. (2024) Are organics more nutritious than conventional foods? A comprehensive systematic review. Heliyon, 10(7), e28288.
- 小島彩子, 佐藤陽子, 橋本洋子, 中西朋子, 梅垣敬三 (2010) 日本食品標準成分表の改訂に伴う野菜中のビタミンC収載値の変動に対する分析法の影響. 栄養学雑誌, 68 (2), 141-145.

○ P46 栄養のロスが少ないうえに省エネ！「レンチン」最強説

- 長島和子 (1979) 電子レンジ加熱調理による野菜類のビタミンC含量の変化. 千葉大学教育学部研究紀要 第2部 28, 269-274.
- 宮川久邇子, 西伸子 (1971) 電子レンジの調理科学的研究：蔬菜類のビタミンCの損失について. 大阪市立大学家政学部紀要, 18, 15-18.
- 山口智子 (2012) 調理過程における野菜類の抗酸化性の評価に関する研究. 日本調理科学会誌, 45(2), 88-95.
- 資源エネルギー庁「省エネポータルサイト・無理のない省エネ節約」
  https://www.enecho.meti.go.jp/category/saving_and_new/saving/general/howto/kitchen/index.html#3
- 東京都保健医療局「電子レンジで加熱調理すると、電子レンジの電磁波がビタミンなどの栄養素を破壊すると聞きましたが、本当ですか。【食品安全FAQ】」
  https://www.hokeniryo.metro.tokyo.lg.jp/anzen/anzen/food_faq/sonota/sonota08.html

○ P57 日本人が知らない「果物不足」が引き起こす健康リスク

- 『佐々木敏のデータ栄養学のすすめ』(佐々木敏著／女子栄養大学出版部)
- Nomura S, Sakamoto H, Ghaznavi C, Inoue M. (2022) Toward a third term of Health Japan 21 - implications from the rise in non-communicable disease burden and highly preventable risk factors. Lancet Reg Health West Pac. 21, 100377.
- Sahashi Y, Goto A, Takachi R, Ishihara J, Kito K, Kanehara R, Yamaji T,

参考文献

全体を通して

- 厚生労働省「国民健康・栄養調査（令和4年）」、「国民健康・栄養調査（令和元年）」
  ※本書作成時点で令和４年版は「結果の概要」のみの発表であるため、「結果の概要」に掲載されていないデータについては令和元年版を参照しています。
- 文部科学省「日本食品標準成分表（八訂）増補2023年」
- 『野菜のとり方早わかり』（川端輝江・竹内冨貴子監修／女子栄養大学出版部）
- 厚生労働省「健康日本21（第三次）推進のための説明資料」
- 厚生労働省「日本人の食事摂取基準（2025年版）」
- 日本動脈硬化学会「動脈硬化性疾患予防ガイドライン2022年版」
- 日本高血圧学会「高血圧治療ガイドライン2019」
- 日本糖尿病学会「糖尿病診療ガイドライン2024」

はじめに

- 髙野真梨子, 武見ゆかり, 林芙美 (2023) 新型コロナウイルス感染拡大下における世帯人数・世帯収入別食料支出の変化：家計調査の分析から. 栄養学雑誌, 81(5), 269-278.

序章

私たちのからだには、毎日どのくらいの野菜が必要か

○ P21「野菜１日350ｇ」を無理なく達成するちょっとした工夫

- 北田千晶, 信田幸大, 小澤啓子 (2023) 手ばかり法による野菜摂取量推定の妥当性評価. 日本健康教育学会誌 31(4), 191-200.

○ P23 野菜をもっと食べられるようになる簡単な方法

- 女子栄養大学食生態学研究室「人と地球の未来をつくる『健康な食事』実践ガイド・食育実践者のための活用マニュアル」
  https://llab.eiyo.ac.jp/shokuseitai/kenkounasyokuji/_src/22864/guidkatuyomanual.pdf?v=1712280146793
- カゴメ株式会社「8月31日は『野菜の日』野菜摂取実態に関する意識調査」
  https://www.kagome.co.jp/library/company/news/2016/img/160801.pdf

１章

９割の人が知らない野菜のとり方の新常識

○ P26 ビタミンCは４日で７割減！ 野菜はこまめに買ってすぐ使う

- 畑江敬子, 酒井光子, 島田淳子 (1990) サラダ菜の品質に及ぼす貯蔵温度および湿度の影響. 日本家政学会誌 41(12), 1143-1149.
- 農研機構「野菜の最適貯蔵条件」
  https://www.naro.affrc.go.jp/org/nfri/yakudachi/optimalstorage/index.html

青春新書
PLAYBOOKS

人生を自由自在に活動《プレイ》する

人生の活動源として

いま要求される新しい気運は、最も現実的な生々しい時代に吐息する大衆の活力と活動源である。

文明はすべてを合理化し、自主的精神はますます衰退に瀕し、自由は奪われようとしている今日、プレイブックスに課せられた役割と必要は広く新鮮な願いとなろう。

いわゆる知識人にもとめる書物は数多く窺うまでもない。

本刊行は、在来の観念類型を打破し、謂わば現代生活の機能に即する潤滑油として、逞しい生命を吹込もうとするものである。

われわれの現状は、埃りと騒音に紛れ、雑踏に苛まれ、あくせく追われる仕事に、日々の不安は健全な精神生活を妨げる圧迫感となり、まさに現実はストレス症状を呈している。

プレイブックスは、それらすべてのうっ積を吹きとばし、自由闊達な活動力を培養し、勇気と自信を生みだす最も楽しいシリーズたらんことを、われわれは鋭意貫かんとするものである。

—創始者のことば—　小澤和一

監修者紹介

林 芙美

女子栄養大学栄養学部准教授。健全な食生活は、私たちの健康寿命を延ばすだけでなく、生活の満足感や幸福感を高め、さらには社会・環境面にも良い影響をもたらすという信念のもと、栄養面に加え、環境にも配慮した食生活のあり方について研究している。研究代表者として『人と地球の未来をつくる「健康な食事」実践ガイド』を作成し、科学的・実証的な食に関する知識を広め、健康で持続可能な食生活の実現に貢献している。

間違《まちが》いだらけの
「野菜《やさい》」の食《た》べ方《かた》

青春新書 PLAYBOOKS

2024年11月25日　第1刷

監修者　林《はやし》　芙《ふ》　美《み》
発行者　小澤源太郎

責任編集　株式会社プライム涌光
電話　編集部　03(3203)2850

発行所　東京都新宿区若松町12番1号 〒162-0056　株式会社青春出版社
電話　営業部　03(3207)1916　振替番号　00190-7-98602

印刷・三松堂　製本・フォーネット社

ISBN978-4-413-21219-9